哈佛医生
高效休息法

働く人のための最強の休息法

[日] 猪俣武范 著

张思琪 译

北京时代华文书局

图书在版编目（CIP）数据

哈佛医生高效休息法 /（日）猪俣武范著；张思琪译 .-- 北京：北京时代华文书局 ,2025. 1. -- ISBN 978-7-5699-5655-9

I. R161

中国国家版本馆 CIP 数据核字第 2024V4H806 号

北京市版权局著作权合同登记号 图字：01-2022-4411 号

働く人のための最強の休息法

HATARAKU HITO NO TAME NO SAIKYOU NO KYUSOKUHOU

Copyright © 2017 by Takenori Inomata

Original Japanese edition published by Discover 21, Inc., Tokyo, Japan

Simplified Chinese edition is published by arrangement with Discover 21, Inc.

through Chengdu Teenyo Culture Communication Co.,Ltd.

HAFO YISHENG GAOXIAO XIUXIFA

出 版 人：陈　涛
选题策划：余荣才
责任编辑：余荣才
责任校对：李一之
装帧设计：迟　稳
责任印制：刘　银

出版发行：北京时代华文书局 http://www.bjsdsj.com.cn
　　　　　北京市东城区安定门外大街 138 号皇城国际大厦 A 座 8 层
　　　　　邮编：100011　电话：010-64263661　64261528

印　　刷：河北京平诚乾印刷有限公司
开　　本：880 mm×1230 mm　1/32　　成品尺寸：145 mm×210 mm
印　　张：6.75　　　　　　　　　　　字　　数：140 千字
版　　次：2025 年 1 月第 1 版　　　　印　　次：2025 年 1 月第 1 次印刷
定　　价：45.00 元

序　言

　　2016年2月，本人拙作《哈佛医生超强学习法》出版。在该书中，我介绍了如何在有限的时间内取得最大成效的学习方法。我曾在担任医生期间取得医学博士学位，然后前往国外留学，并向MBA（工商管理硕士）学位发起挑战。可以说，该书是我这些年奋斗的经验总结，意在分享给那些即使孤军奋战也志存高远的人。

　　时光匆匆而过，现在我向各位读者传授的是乍看上去与"学习法"截然不同的"休息法"。

📄 我开始思考"如何休息"的契机

　　2012年，我前往美国留学，在哈佛大学医学院谢彭斯（Schepens）眼科研究所潜心研究医学，一直到2015年。在此期间，我还取得了波士顿大学凯斯特罗姆商学院MBA学位。2015年留学结束，我回到日本，于同年11月开始担任助教，在顺天堂大学医学部附属顺天堂医院眼科从事临床、研究、教育、管理等工作。

　　2016年4月，我开始兼管顺天堂大学医学部附属顺天堂医院的医院功能管理室，同年10月开始负责"手术室改进战略管理讲座"。

每天置身于繁忙的工作之中，直到生病了，我才开始思考"如何休息"。

那还是从美国回到日本，一心想着今后要更加努力地投身于研究和本职工作并大干一场的时候，我突然发现自己在美国时就生成的左耳下的肿块——腮腺瘤变大了。

为了切除腮腺瘤，我不得不住院一周。因为腮腺上有神经通过，所以切除腮腺瘤时主刀医生采取了保守的手术方法，但出院后还是出现了麻痹等后遗症。由于左眼睑不能完全闭合，我患上了干眼症，导致注意力无法集中，工作效率大打折扣，连平时喜欢的运动也变得遥不可及起来。顿时，一股巨大的压力如泰山压顶般向我袭来。

🔲 认识到休息的重要性

一心想着努力工作的我，正是这次在与病魔斗争的过程中深切地认识到了休息的重要性。同时，我开始关注已成为新闻热点的"过劳死"问题，用质疑的眼光审视如今这个让人工作过度的社会。

此外，在这次生病过程中还有一件事引起了我的注意。那就是，为了判断自己患的到底是什么病，我试着在网上搜索相关信息。结果出乎意料，我居然找不到自己真正想要的信息。如今的社会看似所有人都能获取任何信息，但有时候无论在网上怎样搜索，仍然无法找到对自己来说十分重要的信息。即使我本人是医生，一旦涉及其他专科的医疗知识，我也难以轻松地判断对与错，难以在网上获取可靠的信息。我尚且如此，对于终日忙于工作的职场人士来说就更不必说了。我觉得，一个人无论是否掌握医疗知识，想了解与健康相关的知识都是很困难的。

越优秀的人越会休息

众所周知，如今"过劳"已成为巨大的社会问题。作为医生，我和我的同事在值班期间要工作24小时，再加上加班等事务，大家都疲惫不堪。所以，对于大多数疲于奔命的现代人（包括我）来说，无论什么时候出现健康问题都算不上稀奇。但是，无论他人如何劝说自己要注意身体、好好休息，很多人都因忙于工作而不能如愿以偿。

回想留学时光，商学院和医学院的同学们都很擅长休息。即使在艰苦的工作中，他们也能正确地规划自己的繁忙期，一旦有可以休息的时间，他们就及时利用起来。

要做到这一点，需要有足够的调整能力。如果工作没规划或规划混乱，想在工作之外出去旅行或进行其他娱乐活动也就无从谈起。

没有人能在一天24小时内一直集中精力。为了更加扎实地学习和工作，我们需要具备提前规划休息时间的能力。能在学习或工作中取得优秀成绩的人，大都善于调整心情，能够做到张弛有度，妥善地把握时间；每当产生一点压力时，他们都能很好地疏解，让自己感受不到来自精神和肉体上的疲劳，从而顺利地完成学习或工作。

推荐高效休息法

人一旦处于疲劳状态，注意力和判断力就容易下降，这是不可避免的。为防患于未然，如果从事的是关乎人的生命安全的工作，就一定要赶在感到疲劳之前休息。如出租车司机、公交车司机、飞机驾驶员等，从事这类职业的人应将休息列为工作时间内的一项正式职责。

消除身体疲劳，能切实提高其后的工作效率。那些登上奥运会舞台的一流运动员，无一例外地每天都会检查自己的健康情况和精神状态，把握身体的疲劳程度。他们之所以对疲劳如此敏感，是因为他们明白，无论通过反复练习让技能变得多么强，凭借一副疲劳的躯体都是无法取得理想的成绩的。如果身体一直处于疲劳状态，无论做什么事都会效率低下，只是在白白浪费时间。这些经验不仅限于体育运动。在平时工作时，即使一直不进行体育类运动，也会感到疲劳。想必大家都有过这样的体会：坐在办公室里工作，虽然不需要大幅度地活动身体，但长时间持续下去的话，身体也会非常疲劳。从保持身体健康的角度来说，有必要自行采取一些休息方式，以消除疲劳。在繁忙程度不断加剧的现代社会，如果不自行采取高效的行动，就无法让身体得到休息。

高效的休息能孕育全新的创造性的想法

科学研究表明，人类能保持注意力集中的时间，其上限在20分钟左右[1]。与其忘我地投身于工作或学习，不如按注意力集中的持续时间反过来推算，高效地引入休息时间，这样反而能取得最大效果。

无论什么领域都追求"灵光一闪"，但想必大家都有过这样的经历：对于一些好的想法，坐在桌前、盯着电脑时怎么也想不出来，而在散心或泡澡时就会浮现在脑中。这是由大脑的特性决定的，即从集中状态过渡到放松状态时，大脑会更容易涌现出各种想法。

当无论如何集中精力都不能产生好的想法时，我们可以通过高效地调整休息时间的方法，引导大脑转换为容易产生想法的状态。

---

[1] David Cornish & Dianne Dukette,*The Essential 20: Twenty Components of an Excellent Health Care Team*(RoseDog Books, 2009).

🔲 高效地将健康纳入囊中

此外，与健康有关的观念也随着时代的变迁而发生变化。如今，现代人眼中的"健康"，不仅仅指没有疾病的身体状态，还指按本人所希望的生活方式活跃于社会上、享受休闲时光、充满活力地经营自己的生活且能取得丰硕成果的状态。日本所提出的"延长健康生命"，也是为了保持上述状态。

近年来，iPS（induced pluripotent stem，诱导性多能干）细胞成为一大话题，但生命科学的发展不只限于此。它在抗衰老医学（Anti aging medicine）和基因研究、大数据和IoMT（Internet of Medical Things，医疗物联网）等方面也取得了显著成果。

具备与健康相关的知识和信息的人与不具备这些知识和信息的人相比，在将来保持健康的可能性上有很大差距。通过掌握那些有据可依的、正确的知识和信息，并高效地使用它们，就可以预防大病，常葆健康，这样的时代已经到来。

🔲 本书的主旨和特点

取得较大成果的人与未取得成果的人之间的差异并不在于聪明程度的高低或能力的有无。学习方法、利用时间的方法，以及对学习或工作的看法的不同，都会对实际发挥产生很大的影响。这也是我在《哈佛医生超强学习法》一书中说明的。

本书所倡导的"休息法"与《哈佛医生超强学习法》一书倡导的"学习法"，在脉络上大致相同。无论是在工作时还是在学习时，重要的是知不知道"高效休息法"。越是表现优异的人，越会高效休息。

本书将高效休息的各种方法分为6章加以讲解。因为网络上充斥着各种不可靠的信息，所以本书尽力展示科学依据，同时全面介绍医学上最前沿的休息法。

第一章讲述"睡眠"、第二章讲述"运动和姿势"、第四章讲述"饮食"，它们都是每个人在日常生活中不可分割的一部分，对维持生存是必不可少的。正因如此，我希望各位读者能选择可以保持身体健康的高效休息法。

第三章有针对性地讲述"眼部护理"，因为人类有90%的信息都是通过视觉获取的。此外，在现代，随着智能手机和电脑的普及，眼睛的疲劳程度只会越来越重。为此，我希望通过这一章，让大家认识到，高效的眼部护理对现代人来说是不可或缺的。

第五章讲述"脑科学和心理管理"。现代医学正在逐步证明，过去被概括为"精神"（spirit）一词的人的意识、思维活动和一般心理状态，实际上对健康有着很大的影响。所以我在这一章针对忙于工作的职场人士介绍了一些在日常生活中可以采用的方法和理念。

　　最后一章（第六章）讲述使用信息技术进行健康管理。随着私人定制化医疗时代的来临，使用新技术，如采用远程诊疗、IoMT、大数据分析等进行自我健康管理，就可让自己挤出更多潜心于本职工作的时间。我衷心希望，通过高效地获得休息时间，能让更多的职场人士即使独自生活也能享受到健康舒适的人生。

　　如果本书能为你的健康效绵薄之力，实属荣幸。

　　本书参考公开发表的医学论文的数据写就。虽然写作时十分用心，但差错难免。因此，读者在参照本书提供的信息以让自己得到休息时，若身体出现不适，还是请及时上医院就诊。

目　录

第一章

高效的睡眠方法

第二章

高效的运动方式和不易疲劳的姿势

第三章

高效的眼部保健

第四章

高效的饮食方式

第五章

高效的脑科学和心理管理

第六章

信息技术改变了我们的休息法

第一章
高效的睡眠方法

平日里，大家工作十分忙碌。对此，我最希望大家注意的就是睡眠质量问题。

睡眠时，身体暂时停止体育类运动，不再主动地应对来自外部的刺激，精神活动也变得不活跃。由此，大家可以调整疲惫的身体和精神状态，让自己恢复体力和活力，以饱满的精神状态迎接新的一天。

如果睡眠不足，不但会积累疲劳，还会使思考能力和工作效率降低。此外，睡眠不足还容易使人精神亢奋，在社会交往时容易导致人际关系变差，结果让自己压力增大。

非营利性研究机构兰德欧洲（RAND Europe）公司调查了世界上5个国家"由睡眠不足问题导致的经济损失"[1]。结果显示，在5个调查对象国中，日本的经济损失占比最高，这部分损失估算下来有138亿美元，占日本每年国内生产总值的2.92%，仅次于美国在这方面的经济损失（损失最大，达411亿美元）。据说日本每年整个社会损失60万天的劳动时间。

无论是对个人还是对整个社会来说，该调查结果都表明：睡眠是何等重要！

---

[1] RAND Corporation. "Lack of sleep costing US economy up to $ 411 billion per year" (2016). https://www.sciencedaily.com/releases/2016/11/161130130826.htm.

01 | 理解睡眠的机制

📱 褪黑素的分泌量可以左右睡眠质量

有时，人们结束了一天的工作，明明非常疲惫却不知为何无法入睡，在床上辗转反侧，即使后来好不容易睡着了，但很快也就醒了，待回过神来已经是第二天早上了……想必30多岁、40多岁的职场人士，很多人有过类似的困扰。

这是因为随着年龄的增长，"睡眠能力"也随之下降。有人可能会心存疑惑：睡眠还需要能力吗？是的，年龄越大，越要为保证优质睡眠而付出努力。褪黑素能够促进睡眠，睡眠能力下降的原因正是褪黑素的分泌量随着年龄的增长而减少[①]。而且，睡眠质量不佳会导致免疫与代谢之间的平衡失调，进一步加速衰老[②]。越容易失眠的人老得越快。

如果能了解睡眠的机制并加以利用，就能香甜入梦，第二天就能精力充沛地投入工作。除此之外，还附上"永葆青春活力"这一"赠品"。

---

① Bubenik,G.A.& Konturek,S.J. "Melatonin and aging: prospects for human Treatment, " *J Physiol Pharmacol* 62,13–19 (2011).

② Besedovsky,L.,Lange,T.& Born,J. "Sleep and immune function, " *Pflügers Archiv* 463,121–137(2012).

📷 随着年龄增长，深睡眠的时间减少

为了避免将疲劳带到第二天，我们来思考一下如何提高睡眠能力。

一项比较成人和儿童睡眠的研究结果清楚表明，年龄越大的人，接近醒来的浅睡眠的比例越大[①]。

人的睡眠可分为浅睡眠和深睡眠两个阶段，浅睡眠又称为快速眼动（rapid eye movement，REM）睡眠，深睡眠又称为非快速眼动（non-rapid eye movement，NREM）睡眠。浅睡眠指睡眠时虽然身体休息，但大脑还在活动；深睡眠则指身体和大脑均处于休息状态。

在浅睡眠期间，眼球转动不停，呼吸和心跳不规律，血压发生变化，大脑在整理当天的记忆并处理心理压力。经常做梦、容易产生睡眠瘫痪症，均发生在浅睡眠期间。

在深睡眠期间，眼球保持不动，呼吸和心跳变得平缓，血压也随之下降。

与儿童相比，成人的深睡眠时间减少了。但只增加深睡眠时间也不能算是优质睡眠，对成人来说，真正优质的睡眠是浅睡眠与深睡眠有规律地交替的睡眠。

[①] Pace-Schott,E.F.& Spencer,R.M. "Age-related changes in the cognitive function of sleep," *Prog Brain Res*.191,75–89 (2011).

小贴士

为了消除疲劳，需要交替拥有优质的浅睡眠和深睡眠。

睡眠时间长不代表睡得好

　　浅睡眠和深睡眠大致按一定的周期交替来临。在睡眠的前半段，浅睡眠时长占比大，后半段深睡眠时长增加。从浅睡眠结束到进入深睡眠，再到进入下一段浅睡眠前的周期约为90分钟。一夜睡8小时的人会重复此周期5次，如果睡6小时则重复4次。

　　为了使这两种睡眠都顾及，需要保证充足的睡眠时间。仅有三四小时的短时间睡眠，无法让人在凌晨时能长时间地进入浅睡眠，也就不利于加深记忆，减轻压力。

　　但这并不表明睡眠时间越长越好，因为睡眠时间越长必然导致清醒的时间越短。清醒时间一旦变短，就会导致睡眠整体变浅。

浅睡眠和深睡眠

睡眠的"上半场":深睡眠多

睡眠的"下半场":浅睡眠多

健康成年人的睡眠深度

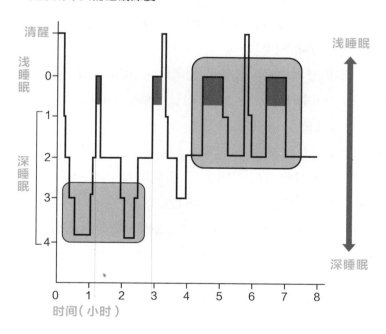

资料来源:《想治病,先换种睡眠》(白滨龙太郎,2014年)

02 | 适宜的睡眠时长是多长?

想长寿就睡7小时?

适宜的睡眠时长到底是多少呢?

以前人们认为,成人也是睡得越多越好,但最近有人开始认为"想长寿就睡7小时"。

美国的一项调查研究结果显示了一天的睡眠时间与寿命的关系:6.5小时到7.5小时的睡眠时长是最适宜的[1],睡眠时间为7小时的人最长寿,所以无论是睡6小时还是睡8小时,死亡风险都在上升。

考虑到浅睡眠与深睡眠的一个周期为90分钟,而7.5小时是90分钟的倍数,所以它应是最佳的睡眠时长。

另外,睡眠的时间段也很重要。如果睡眠时间是晚上0点至早上6点,那么睡眠质量大大提升。因为这一时段内生长激素分泌最旺盛。

有证据表明,生长激素在凌晨2点至3点开始分泌[2],或在进

---

[1] Kripke,D.F.,Garfinkel,L.,Wingard,D.L.,Klauber,M.R.&Marler,M.R. "Mortality associated with sleep duration and insomnia," *Arch Gen Psychiatry* 59,131–136 (2002).

[2] Klerman,E.B.,Adler,G.K.,Jin,M.,Maliszewski,A.M.&Brown,E.N. "A statistical model of diurnal variation in human growth hormone," *Am J Physiol Endocrinol Metab* 285,E1118–1126 (2003).

小贴士

适宜的睡眠时长（7.5 小时）是 90 分钟的倍数。

入深睡眠后开始分泌，持续分泌时长为1.5小时至3小时[①]。

生长激素能够激活细胞并促进细胞再生。要消除疲劳、增强体质、提高免疫力，以保持强健的体魄，离不开生长激素的作用。

---

① Takahashi,Y.,Kipnis,D.M.&Daughaday,W.H. "Growth hormone secretion during sleep," *JClin Invest* 47,2079–2090 (1968).

03 | 灵活利用昼夜节律

清晨阳光重置体内昼夜节律

生长激素分泌旺盛的时段是由人体内的昼夜节律（circadian rhythm，即生物钟）决定的。昼夜节律遵循阳光变化的明暗周期，所以大体上每个人的昼夜节律都是相同的。

但是并不是每个人都严格保持24小时的节律。由于个体差异，昼夜节律一般在24小时左右，如在超出24小时的几分钟到几十分钟之间波动。世界睡眠医学权威、哈佛大学查尔斯·蔡斯勒（Charles Czeisler）教授表示，人的平均昼夜节律为24小时11分钟。此外，不见阳光的生活或在出国旅行时的时差会对昼夜节律产生影响，往往会使之产生较大偏差。

清晨的阳光可以修正这一偏差。早上眼睛感受到阳光，体内的昼夜节律被重置，并被调整为24小时左右的一定节律。类似荧光灯之类的微弱的人造光是不能重置体内昼夜节律的，所以早上起床后先要做的是将窗帘拉开。

如果体内昼夜节律因早上的阳光而得到重置，那么促进睡眠的激素——褪黑素的分泌会被抑制。褪黑素被抑制，将在其后14～16小时再次分泌。因此，如果早上7～9点起床，睡意会

┌─── 小贴士 ───────────────────────────

早上起床后请先拉开窗帘，晚上不要让身体笼罩在强光下。

└─────────────────────────────

在21～23点来临。伴随睡意入眠，睡眠时段就会涵盖生长激素分泌的时段。

为确保优质睡眠，早上应多晒太阳，让体内昼夜节律正常地运转起来。

失眠会导致生活方式病

现代社会可说是24小时运作社会。即使在深夜，社会系统也在持续运作，因而支撑或使用这些系统的人都存在减少睡眠时间的倾向。

代谢综合征、心血管疾病和抑郁症是生活方式病的代表性疾病，三者之间具有密切的关联，容易相互叠加，提高发病风险。三者一旦叠加，对疾病的病程和预后也有不良影响。

迄今为止的研究表明，睡眠时长在6小时以下的睡眠不足或失眠均有很大可能提升患高血压、糖尿病的风险。但并不认为自己睡眠不足的短时间睡眠者（日常睡眠时间不足6小时），其患高血压、糖尿病的风险却没有提升。也就是说，越是觉得自己"睡不着"，越容易患高血压、糖尿病。

另外，有研究表明，如果失眠症状在一年内没有得到改善，患抑郁症的风险就会提升40倍。失眠容易慢性化发展，有证据表明，慢性化失眠会提升患抑郁症的风险。

此外，睡眠不足或失眠引起的代谢综合征、心血管疾病、抑郁症均为认知障碍发病的危险因素。

近期一项研究结果引起医学界的关注。一种与阿尔茨海默病的发病密切相关的蛋白质，即β-淀粉样蛋白在大脑中的含量会在清醒时增加，在睡眠时大量代谢。换句话说，如果睡眠产生障碍，大脑中的β-淀粉样蛋白就会增加，积累下来就有可能促进阿尔茨海默病发病。

也有研究报告显示，产生睡眠障碍是大脑中β-淀粉样蛋白积累的结果。也就是说，失眠会导致大脑中β-淀粉样蛋白增加并积累，这一结果又会反过来引起睡眠障碍，形成恶性循环。阿尔茨海默病还可能与睡眠呼吸暂停综合征有关。

总之，要维持身心健康，最重要的是保证每天有优质的睡眠。

夜晚被强烈的人造光照射，身体就无法切换到夜间模式

为高效休息、保持身心健康、养精蓄锐以待明天，最快捷的方法就是了解并有效地利用体内昼夜节律机制。因此，我们再来仔细思考一下睡眠与昼夜节律的关系。

虽然工作多种多样，不能一概而论，但人们基本上都是在白天工作，在晚上休息。同样，很多动物也都是在白天活动，在晚上休息。这是因为无论是人还是动物都有一天（24小时）的节律，即昼夜节律。计算昼夜节律周期，依据的并不是时钟上显示的数字，而是体内某种蛋白质含量的增减规律。

体内昼夜节律的中枢位于下丘脑中的视交叉上核，正好处在眉间向后的头颅深处。自主神经也受视交叉上核支配。让视交叉上核启动的因素是阳光，一旦感受到进入视网膜的阳光的刺激，体内就开始合成蛋白质。强烈的人造光也有同样的效果。如果日落后仍让身体笼罩在强光下，身体就会误认为仍处于白天，也就不能切换到夜间模式，以致得不到高效休息。

体内昼夜节律与体温有关

昼夜节律会给身体带来各种影响，其中最容易理解的就是"深部温度"。白天人的体温很高，到了深夜就会急剧下降。这并不是因为清醒的时候体温高，睡觉的时候体温低。有实验曾记录过受测试者在40小时完全清醒状态下的体温变化，结果仍然是白天时体温高，夜晚时体温低。也就是说，是昼夜节律在控制体温，人的体温与身体是否处于睡眠状态无关。

体温下降是身体进入休息状态的证明。一个人在夜晚身体进入休息状态时睡了个好觉，在第二天就能高效地工作。

昼夜节律与褪黑素、体温的关系

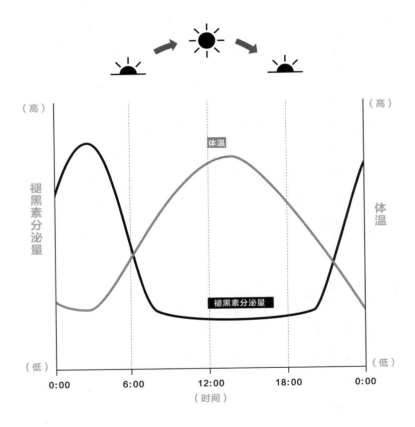

04 | 推荐高效的假寐方式

📷 **假寐的要点：** 最多睡到下午 3 点，要短、浅

最近有种说法称，在清醒时段的中间点进行短时间睡眠（即假寐）对身体健康有益。比如，白天在办公室里小睡一会儿，可以提升当夜的睡眠质量。

事先制订好计划，在睡意来袭前打个盹，这就是"高效假寐"。现在，从出租车司机到外资企业，很多行业都采取了这种休息方式。

假寐有两个要点。

其一，尽量控制在下午3点之前。持续清醒时间长的人，会产生一种叫作δ波的脑电波，表明晚上能够进入深睡眠。如果下午3点之后还在打盹，持续清醒时间变短，就会导致夜间睡眠整体变浅，以致打破睡眠平衡。

其二，打盹时间不要过长，因为时间过长会影响晚上的睡眠。最好的方法就是垂直坐在椅子上，固定好头部，打盹6～30分钟[①]。

[①] Lahl,O.,Wispel,C.,Willigens,B.& Pietrowsky,R. "An ultra short episode of sleep is sufficient to promote declarative memory performance," *J Sleep Res* 17,3–10 (2008).

理想的假寐姿势

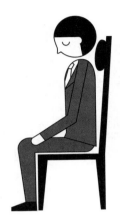

假寐的要点

要控制在下午 3 点之前
垂直坐在椅子上
固定好头部
打盹 6～30 分钟

以这种方式打盹，既不会进入深睡眠状态，也不会降低晚上的睡眠质量，还能消除大脑疲劳。

如果打盹时脑内出现无关影像，或进入打盹的状态，就能提高之后的工作效率。

存在能够影响睡眠的物质

人的体内存在着被称作睡眠素的物质，它们能够给人带来睡意，像褪黑素、血清素、腺苷等与睡眠相关的物质有20多种。

通过运动锻炼肌肉时，有人会说："好累啊，乳酸积累起来了。"顾名思义，乳酸是酸的一种，是糖作为运动所需的能量在酵解时所产生的物质。在剧烈运动时，产生的乳酸在血液中积累，使血液呈酸性，从而阻碍肌肉的运动。因此乳酸也被称为疲劳素。同样，在睡眠过程中能够对睡眠产生影响的物质被称作睡眠素。

短时间小睡也有效果

打盹不满5分钟时，大脑中积累的睡眠素并不能被分解。但即使是短时间小睡，醒后也能让人有种神清气爽的感觉。

闭上眼睛就会产生一种被称作 α 波的脑电波，然后神经递质 β-内啡肽开始分泌。β-内啡肽有提升人的幸福感的作用。正因如此，它就有了"脑内毒品"的绰号。此外，β-内啡肽可以激活大脑，提升专注力、记忆力，还能降低压力。所以，在很短的时间内，只要闭上眼睛片刻，过后就能让人有神清气爽的感觉。

作为职场人士，大家虽然非常繁忙，但在工作间隙挤出几分钟时间还是能够做到吧。疲劳积累时，不妨利用空闲时间闭闭眼睛。

另外，提升小睡效果的要点是，用眼罩或耳塞等完全隔绝外界的视觉和听觉信息。因为大脑会持续地尝试从外界获取信息，所以暂时切断大脑获取外界信息的路径就能舒适地小睡片刻。

05 | 晨型人和夜型人的睡眠节律

💬 **女性偏向成为晨型人，而男性更容易成为夜型人**

自古以来，人们相信早起对健康有益，更有"一日之计在于晨"的说法。虽说如此，但总有一些人在白天就没有劲头，更别说早晨早起了。他们觉得晚上更能集中精力、顺利地开展工作或进行学习，这种人就是夜型人。

晨型人与夜型人的区别，归根结底是由于个体间由视交叉上核决定的昼夜节律存在差异。

如果以多人为样本进行调查，就会发现体内昼夜节律的周期平均值接近24小时，只是因个体差异，有些人长于24小时，有些人短于24小时。据说，周期偏长的人更易成为夜型人，周期偏短的人则易成为晨型人[①]。

男女体内昼夜节律的周期也存在差异。一项研究分别比较了年龄在18～74岁的52位女性和105位男性，结果显示，女性的平均周期为24小时5分钟，而男性为24小时11分钟。即使就寝时间相同，男女的昼夜节律也会出现平均6分钟的偏差。

---

① Duffy,J.F.,et al. "Sex difference in the near-24-hour intrinsic period of the human circadian timing system," *Proc Natl Acad Sci USA* 108 Suppl 3,15602-15608(2011).

昼夜节律短于24小时的人，在女性中占比为35%，而在男性中占比仅为14%。也就是说，女性更容易成为晨型人，而男性更容易成为夜型人。

已婚人士可能对此有切身体会。虽然都是在同一时间就寝，但早上妻子就能精神抖擞地起床给孩子做早餐，相比之下丈夫总是迟迟不起床，最后和孩子一起挨骂……这种在家庭中司空见惯的情形，实际上可能是由男女大脑的差异引起的。

晨型人与夜型人的体质是与生俱来的

如前面所述，昼夜节律决定入睡与醒来的时刻。而且，与睡眠相关的研究也证明了体内昼夜节律是由基因控制的。

迄今为止的研究已经发现了10多种被称为"时钟基因"的基因。人们早起或晚睡的作息方式及所需要的睡眠时间，在一定程度上取决于所拥有的时钟基因的类型。也就是说，不管是晨型人还是夜型人，他们的体质都是与生俱来的。

比较晨型人和夜型人的身体差异，典型差异表现在体温变化的节律上。晨型人起床之后体温立刻上升，下午3点至4点达到顶峰，然后在傍晚时开始下降。

与之相对，夜型人即使早上起床了，体温也不会立刻上升，而是在中午时才开始升高，顶峰是在傍晚时，明显姗姗来迟。

晨型人与夜型人体温变化的差异

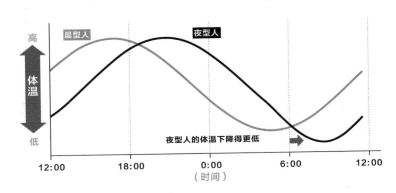

来源: Taillard,J.,Philip,P.,Coste,O.,Sagaspe,P.&Bioulac,B. "The circadian and homeostatic modulation of sleep pressure during wakefulness differs between morning and evening chronotypes," *J Sleep Res* 12,275-282 (2003).

晨型人与夜型人褪黑素分泌量变化的差异

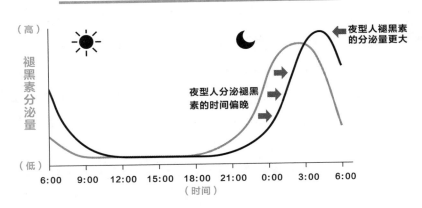

来源: Duffy,J.F.,Dijk,D.J.,Hall,E.F.& Czeisler,C.A. "Relationship of endogenous circadian melatonin and temperature rhythms to self-reported preference for morning or evening activity in young and older people," *J Investig Med* 47,141-150(1999).

小贴士

**晨型人和夜型人的体质是与生俱来的，
但可以在一定程度上进行调整。**

　　除体温之外，还有一点值得注意的差异是激素差异。晨型人和夜型人在分泌与睡眠相关的激素——褪黑素的时间上也存在差异。

　　晨型人的褪黑素分泌量在傍晚时开始逐渐上升。相对地，夜型人的褪黑素分泌量要到深夜时才开始上升，因此睡眠的时段也相应偏晚。

　　虽然晨型人和夜型人的体质是与生俱来的，但我们生活的社会基本上是在白天活动，在夜间休息，所以，这可能会使早上起不来的夜型人陷入不利境地。周围的人可能会指责他们"太过散漫""不能自理"。

　　幸运的是，体内昼夜节律也是有一定的灵活性的。因此，通过自己的努力，也有可能在一定程度上改变睡眠节律。

　　一般来说，夜型人转变为"白天型"（即中间型）人并不是很难。白天型人转变为晨型人也比较容易。但是夜型人要想转变为晨型人，在早上活动，可能不太现实。

　　目前，网络上有能够测试自己是晨型人还是夜型人的调查问卷，感兴趣的读者不妨测试一下。

06 | 消除妨碍睡眠的不利因素

就寝前饮酒、吸烟、喝咖啡，会打破睡眠平衡

为了一夜能睡个好觉，请尽量避免睡前饮酒、吸烟或喝咖啡。

日本人嗜好睡前饮酒，有48%的男性与18%的女性每周会饮酒一次以上。喜欢睡前饮酒的人似乎都认为饮酒有助睡眠，视酒为安眠药的替代品。

酒精确实有加快入睡的效果，但另一方面，与此相关的一项研究结果表明，酒精会使浅睡眠变短。也就是说，虽然入睡变快了，但整体的睡眠平衡被打乱了。

另一项研究结果表明，香烟里所含的尼古丁有让人清醒的作用，因而吸烟量越大的人，失眠的可能性越高。尼古丁在体内的作用时间约为1小时，所以在就寝前1小时内请多加忍耐，不要吸烟。

想必大家都知道，咖啡等产品里所含的咖啡因有让人清醒的作用，还有利尿的作用，但它们对安稳的睡眠来说是双重不利因素。咖啡因的效果在摄取后30分钟至1小时内达到顶峰，在3～5小时后减半。因此，晚上要喝咖啡的话，至迟要在晚饭前喝。

📱 安眠药对身体不好吗？

"今天又没有睡着。虽然我不想依赖药物，但想先了解一下效果最弱的安眠药……"我想很多职场人士都有这种想法。

如何对待安眠药是一个十分棘手的问题。虽然它对受失眠困扰的人来说非常有效，但另一方面也存在滥用、产生药物依赖等问题。因此，我们需要掌握正确的知识，合理使用药物。

安眠药大致可分为巴比妥类、苯二氮䓬类、非苯二氮䓬类、褪黑素受体激动剂和食欲素受体拮抗剂5大类，它们的功效强度和特征各有不同。

一项实验对比了连日服用安眠药的人群和不服用安眠药的人群，结果显示连日服用安眠药的人群的死亡率高出25%。

当然，这一死亡率数据除受安眠药的直接影响外还受许多其他因素影响，但至少从数据结果上来说不推荐连续服用安眠药。

📱 寒性体质的解决方法是睡前温暖身体

很多女性受寒性体质（体寒）所困扰，这也是妨碍优质睡眠的一个因素。寒性体质的人入睡要花很长时间，整体睡眠质量有变差倾向。

人体有向体外散发热量的散热机制。白天活动时体温上升，身体积累热量，到了晚上休息时，手脚末梢的血管扩张，血流变快，积累的热量散发到体外。这种体温变化可以引起睡意，是自然形成的可以让人进入深度睡眠的身体机制。

但寒性体质的人白天体温也不怎么上升。夜晚为了不让体温降得更低，身体会启动防御机制，以使热量不容易散发。也就是说，因为体温变化小，所以不容易产生睡意，导致入睡困难。

如果能了解身体的这种特性，就容易找到解决方法了。身体容易变冷、入睡困难的人只要花些心思就能提升睡眠质量。寒性体质的人只需在睡前好好地温暖身体，提升体温，促进入睡时散热即可。

通过促进手脚散热，使体内温度下降，就可引起睡意，顺利入眠。

🗨 与白天犯困密切相关的睡眠呼吸暂停综合征

一个人喝啤酒喝得酩酊大醉，睡在沙发上鼾声如雷，突然安静下来，数秒钟后又开始打鼾。这就是典型的睡眠呼吸暂停综合征的表现。

睡眠呼吸暂停综合征是指睡眠时发生的一种严重呼吸紊乱，主要表现有打鼾、呼吸无气流、呼吸困难、易憋醒、盗汗等。

┌─ **小贴士** ─────────────────────

消除妨碍睡眠的不利因素，可以确保优质睡眠。

└──────────────────────────

　　本来睡眠是为了让活动的大脑和身体得到充足的休息。如果睡眠期间呼吸反复停止，就会导致体内氧气含量下降，为弥补氧气不足，心跳会加快。这样一来，虽然睡着的患者本人没有意识到，但会给患者的大脑和身体带来极大负担，因为此时大脑和身体均处于断续清醒的状态，并不能得到休息。结果就导致患者白天时昏昏欲睡、有疲惫感、注意力不集中，以致对各种活动都带来不良影响。

　　如果一个人白天时睡意强烈、倦怠、有疲惫感、注意力难以集中、无法消除疲劳感等，就有理由怀疑他患上了睡眠呼吸暂停综合征。

　　睡眠呼吸暂停综合征也是高血压、急性心肌梗死、肥胖、脑卒中（中风）、糖尿病、心律不齐等疾病的危险因素，是一种需要长期管理的严重呼吸紊乱。有必要通过改善生活习惯、佩戴口腔矫治器、接受手术或睡眠时使用呼吸装置等方法进行治疗。

07 | 营造优质的睡眠环境

选择能让头颈伸直的枕头

在商店选购枕头时，我们可以看到货架上陈列着羽绒枕、记忆海绵枕、乳胶枕、聚酯纤维枕、软管枕、荞麦枕等由各种材料制成的枕头。其特点有柔软、硬度适中、偏硬、低回弹、偏高、偏低、内空中凹等。为了突出枕头的特点，各品牌所描述的词语也越来越多，各有差异，让人眼花缭乱，不知取舍。并且，其价格也说明不了枕头给人的体验效果。

那么，为了获得优质睡眠，使用什么样的枕头才最好呢？

枕头的功能其实很简单，就是保证在睡眠期间头部和颈部处于适当的位置。所谓适当的位置，是指枕上枕头时，下巴既不过高，也不过低，保持与自然站立时同样的姿势。仰卧时，将头放在枕头上，头的重量会使枕头凹陷。这时如果枕头能保证颈部没有向前方或后方倾斜，正好保持同身体站立时那样的正常姿势，它就是好枕头。

此外，人在睡眠期间会多次翻身，不一定整晚都保持仰卧，所以还必须考虑侧卧时的姿势。侧卧时，我推荐选择能让从颈椎到头部保持一条直线、没有弯曲的枕头。买枕头时最好有意识地关注这些要点，实际测试一下再购买。

睡前不要不由自主地拿起手机

最近听很多人说，睡前玩手机给睡眠带来了不良影响。手机显示器发出的蓝光，对睡眠的影响令人担忧。

蓝光是指波长在380～500纳米的可见光，这是可见光中波长最短的一种光，具有很强的能量。蓝光不会被角膜或晶状体吸收，能直接到达视网膜，由此会引起体内的褪黑素减少。褪黑素减少会使大脑误认为仍处于白天，体内昼夜节律就会向后延迟，使人无法入睡。

美国的一项实验报告称，如果将平板电脑的显示亮度调到最高，每天看平板电脑5小时，体内昼夜节律就会向后延迟1小时。

为确保优质睡眠，睡前最好掌控好使用手机、平板电脑、电脑和游戏类设备的时间。

卧室亮度也是需要检查的重点

虽然有人认为，卧室里关闭一切灯光，处在一片漆黑的状态更容易让人入睡，但如果有条件的话，最好在0.2～0.3勒克斯①的暖色系白炽灯的微弱灯光下睡眠。

在原始时代，为了避免野兽袭击，人类入睡时需要点亮火把。此外，满月时的月光约为0.2勒克斯，在这种照度的月光或灯光下，人更容易安心入睡，这可能是由于远古时期的记忆还残留在现代人的基因中吧。

当然，个体间的差异也是存在的。自我感觉在黑暗中更容易安稳下来的人可以选择睡在黑暗中。但无论如何，卧室的光还是不要太亮为好。

创造睡眠时能让体温下降的环境

很多寒性体质的人在冬天使用电热毯。但是如果开着电热毯入睡，身体内部的温度很难降低，会导致睡眠变浅、夜间易醒。使用电热毯时，最好用计时器调节加热时间，或将温度切换到最低档。

将室内的暖气温度调得很高而就寝的做法同样值得引起注意。就寝后将室内的温度稍微调低一点，可以加深睡眠。

看电视时躺在沙发上，很快睡眼蒙眬、哈欠连连，心想"那就好好睡一觉吧"，可一躺进被窝，又来了精神，睡不着了，明明刚才还那么困……想必很多人有类似的经历吧。这也

---

① 被光均匀照射的物体，在1平方米面积上得到的光通量是1流明时，它的照度是1勒克斯。

┌─ 小贴士 ─────────────────────┐

睡觉前请备好寝具、控制使用手机的时间、调整灯光亮度和体温。

└────────────────────────────────┘

是体温的问题。在沙发上安静下来，体温开始下降，困意袭来。但这时开始做睡前准备的话，体温会再次上升。为了获得优质睡眠，请控制自己不要在被窝以外的地方产生睡意。

与此相反，早上利用体温变化可以很好地清醒过来，如起床后可以活动一下身体，然后洗一个能让体温上升的热水澡，就能够提振精神。[①]

---

① 作者在此强调的是晨起洗热水澡可以提振精神，至于晨起洗热水澡是否有损健康，作者并未提及，请读者加以辨识。——编者注

08 | 饭后立即睡觉对身体好不好？

饭后立刻入睡存在的风险

人们通常认为，饭后立刻睡觉对身体不好，这是真的吗？

一项研究结果表明，饭后至少保持清醒1个小时，能让中风的风险降低66%。在1个小时的基础上每增加20分钟，中风的风险就再下降10%。这是因为进餐会让血糖、胆固醇和血流发生变化，而这些因素又与中风息息相关。

除中风之外，反流性食管炎也令人担忧。所谓反流性食管炎，是指胃酸和十二指肠内容物消化中途反流入食管，从而引发食管炎症。这种疾病会引起烧心、胸痛，长期发展可引发食管癌。

饭后立即平躺，胃酸反流至食管的可能性会提高。所以，要避免饭后平躺在床上或沙发上睡觉。另外，吃得过饱或吃了脂肪含量过高的食物会显著增加胃酸的分泌量，从而增加发生反流性食管炎的风险。

特别是晚上要注意饮食内容，并且饭后至少间隔3小时再就寝。也就是说，从用餐到就寝需要间隔3小时以上，为保证充足的睡眠时间，需要尽早用晚餐。

过短或过长时间的睡眠与体重增加有关

我们再来验证一种传言，它就是"饭后立刻入睡会长胖"。

先说结论，饭后立即入睡实际上并不是发胖的原因。胖与不胖是由每日摄入与消耗热量的平衡关系决定的。日本成年人每天所需要的热量随年龄、性别、身高、运动量等因素的变化而变化，平均为6.697~12.558千焦。

简单来说，如果摄取的热量超过身体所需，无论饭后有没有立即睡觉都会导致身体发胖。

睡眠时间的长短是肥胖的影响因素。研究表明，5小时以下的过短睡眠或8小时以上的过长睡眠都与体重增加相关联。

睡眠时间过短，体内一种名为胃饥饿素的激素含量会增加，它可以促进食欲。胃饥饿素还能够减少控制饱腹中枢的瘦素的含量。

另外，无视节律的过长睡眠会引起睡眠变浅，扰乱浅睡眠与深睡眠的适当节律。一旦睡眠节律被打乱，大脑就无法被激活，就会打破激素平衡，导致食欲旺盛，从而因多吃而发胖。

顺便多说一件与肥胖相关的事，熬夜与吃夜宵无疑也是肥胖的一个原因。这并不属于上文所述的进食时间的问题，而是

┌─ **小贴士** ─────────────────────

为化解健康风险，应在就寝 3 小时前结束用餐。

└────────────────────────

习惯问题。

有统计数据显示，熬夜并且还吃夜宵的人与没有这种习惯的人相比，平均每天要多摄入4.184千焦热量。习惯吃夜宵的人一般还存在进食过快、饮用大量碳酸饮料、摄入水果和蔬菜的量过低的问题。

09 | 在出差目的地提高睡眠质量的方法

📓 调整昼夜节律的方法

白天工作堆积如山，饮食与聚会无聊透顶，回到酒店还要处理邮件、准备商谈，一直忙到深夜……出差在外，通常都是这样充满艰辛，还要让自己时刻保持着高效率状态。

如果睡眠不足，提高工作效率就是无稽之谈。正因为出差在外，所以更有必要比平时更加注重睡眠。反过来说，出差在外时如果能高度重视睡眠，工作效率就能再上一个台阶。

据说，一晚上的睡眠时间仅减少1.5小时就能让人第二天的精力减少三分之一。白天时过于困倦，不仅会降低记忆和处理信息的能力，还会导致情绪变化、精力不集中、反应能力低下，从而提高发生事故的风险。而且，睡眠不足一旦积累起来，就会产生不得不偿还的睡眠负债。

美国国家航空航天局（NASA）确立了应对疲劳的机制。其前负责人马克·罗斯肯德（Mark Rosekind）率领阿勒特讷斯解决方案（Alertness Solutions）公司团队对跨越两个以上时区、持续2～4天的出差者展开调查，并对一些有趣的发现做出了解释。以下是该公司团队的调查反馈。

海外出差者身上发生的变化

由于工作需要，有时人们会在短时间内来往于处在不同时区的数个国家之间。如果强行安排这样的行程，在多个时区间跨越，就会产生以下现象：

· 因睡眠时间减少了数小时，所以工作效率大幅下降。特别是睡眠不足6小时的人下降得尤为严重。

· 对自己工作效率的认知会远远高出实际情况（实际工作效率比其认知约降低20%）。

· 实际工作效率最高的时段并不是工作效率本应最高的早上，由于时间错开，工作效率会在深夜时上升。

· 实际工作效率高的人，有一半能在无意识中进入睡眠状态。

· 在7天的监测时间内，商务出差前一天的睡眠时间是最少的，只有5小时。而且由于调查报告存在偏差，实际睡眠时间还要再短1小时。也就是说，在商务出差开始前，工作效率就已经开始下降。

· 在商务出差过程中，做运动的人比不运动的人工作效率高61%。

·根据记录，从商务出差到回家期间，睡眠丧失约8小时，相当于1个晚上的睡眠。

出差过程中昼夜节律的偏差会影响睡眠

海外出差者身上为何会发生这种变化呢？这与昼夜节律息息相关。

如果出差时跨越了时区，出差者将无法置身于24小时的自然昼夜节律中。于是，作为感受时间的信号，"光"发生了变化，导致昼夜节律混乱，体内的昼夜节律与出差时的昼夜节律不一致。

运动、白天睡觉、就寝时间等，出差时种种行为和时机也可能导致昼夜节律发生变化。昼夜节律的偏差会对睡眠时间与睡眠质量产生很大影响。

向东移动，时差综合征会更加严重

一般来说，人体"得到时间"会比"失去时间"更容易调整。也就是说，逆着地球自转方向向西跨越时区时，因为可以"得到更多时间"，所以更容易适应；顺着地球自转方向向东跨越时区时，因为"时间变少"，所以更难适应。

比平时就寝早，会出现入睡困难或入睡前期易醒等状况。

也就是说，向东跨越时区时入睡会变得困难，容易引起睡眠不足；向西跨越时区时入睡会变得很轻松，能够得到充足睡眠，但起床会略显困难。

以我个人的情况为例，我从美国波士顿前往日本，这是在向西跨越时区，所以到日本后非常容易入睡，倒时差比较轻松。但当我向东跨越时区，即从日本前往美国波士顿时，我就迟迟无法入眠，感觉时差综合征非常严重。

一般来说，1小时的时差可以通过1天的时间调整过来。因此，在同一时区内旅行数天，对大部分人来说都不存在倒时差问题。

体内的昼夜节律可以自我调整

如何在出差过程中能动性地重置昼夜节律、迅速应对跨越时区时时间的变化呢？我们思考一下这个问题的解决对策。

昼夜节律受环境、行为、药物等因素的影响。早上让自己晒晒太阳是很重要的。相反，夜晚不置身于强光之下也是很重要的。来自电脑显示器的光线，或夜晚浴室内的灯光，都能对人的睡眠产生不利影响。

飞行前的准备

制订能够确保睡眠的计划。这并不困难，尽量提前收拾好行李、准备好工作文件、确认好飞行时间并购买机票、预订好目的地的酒店，最后从容到达机场。

如果睡前有该做的事还没做，或者有挂心的事，压力就会增加，出发前夜的入睡时间就会延迟。

如果条件允许，就预订早上到达的航班。因为即使在飞行中没能好好休息而导致睡眠不足，到目的地后只需晒晒太阳，体内昼夜节律也会借此重置。

飞行时的睡眠

乘坐飞机称不上有多舒适。机内座位狭窄，引擎声响个不停，还不得不长时间忍受干燥的空气，航班延误或航班衔接有误也会导致压力增大。

为了在这种条件很差的环境里安然入睡，需要做好适应环境准备。事先在旅行包里备好睡眠套装，包括眼罩、护颈枕，以及放松身心的音乐播放器和耳机等。不仅可以在航班上使用它们，也可以在酒店使用它们——在酒店入住后如果睡觉时无法适应，就可以使用它们提升舒适度。

另外，为了避免身体在干燥的空气中脱水，请有意识地补充水分，还要尽量避免摄入过多的酒精和咖啡因。因为酒精和咖啡因有利尿作用，会让人频繁地上厕所，由此妨碍睡眠。

酒店内的设施

酒店的睡眠设施与会议设施同等重要。有一部分优秀的酒店认识到了这一点，它们会提供有助于睡眠的软硬件设施，比如：希尔顿连锁酒店提供与睡眠相关的调查结果；威斯汀连锁酒店为使睡眠舒适而独立开发了"天梦之床"（heavenly bed）；纽约本杰明酒店有为顾客提供多种多样建议的睡眠顾问，包括提供寝具选择和睡前进食等建议；全日空皇冠假日酒店及度假村开启原创熟睡程序"睡眠优势"（sleep advantage）……

出差过程中的生活方式

大多数情况下，人们容易在出差目的地暴饮暴食、减少睡眠时间。如果将深夜活动与晚餐也纳入日程安排，做出改善睡眠的选择可能会变得更加困难。

酒精经常被误用作睡眠促进剂，即使不在旅途中也是如此。咖啡因（咖啡、可乐饮料）也经常被用来提神，以期望提升工作效率。但这些均对睡眠有很大的不良影响，所以在旅途中还是要尽量控制其摄入量。

相反，运动虽然对睡眠有帮助，但出差者经常不屑一顾。重新认识运动的价值，即使是在目的地也可以做一些轻松的慢跑、健走、拉伸，或利用酒店的健身器械做一些锻炼，这样不仅能得到舒适睡眠，还能提升工作效率。

🔲 在目的地提升睡眠质量的方法还有很多

利用黄金时段

如果出差时不得不在短时间内跨越多个时区，体内的昼夜节律就不可能得到充分的调整。这时需要采用能发挥最高性能的"最终手段"：条件允许的情况下可以根据出发地时间来计划会议，即使出发地时间是午夜或凌晨也没关系。

工作中的行为

无论是在开会还是在出差途中，请在白天尽可能多地晒太阳。如果真的想睡觉，就小睡或休息10～20分钟。

对嗜好品的摄入

不管有多爱喝咖啡，在出差途中还是应尽量控制咖啡因的摄入量。咖啡因具有提神效果，在体内停留可达14个小时，所以至少应在就寝前4～6小时避免摄入咖啡因，这样容易入睡。

喝酒也要适可而止。虽然喝酒后可能会让入睡变快，但会引发多梦、盗汗、头痛等妨碍睡眠的症状。为减轻这些症状，饮酒时最好伴随着饮水。比如每喝一杯啤酒就喝一杯水。

小贴士

提升睡眠质量，能够提高在海外出差地的工作效率。

休息时间的行为

就寝前请尽量放松自己。若读书、拉伸、泡澡等行为与在家时一样，就能够缓和心情。

最好开展一些睡前运动。运动的重要性前文已经提及，但在合适的时间运动也是很重要的。平时运动时间确定的人，在目的地时最好也在同一时间进行同样强度的运动，这样可以得到优质睡眠。

第二章
高效的运动方式
和不易疲劳的姿势

继睡眠之后，我们接下来关注白天时身体的运动状况。我们发现，只要稍微改善上下班途中和工作时的身体姿势、动作，改善从回家后到睡觉前这段时间的利用方式，疲劳的积累程度就能发生惊人的变化。

可能有人认为，运动算不上休息，因为运动会导致身体疲劳。但事实上，适度运动可以化解疲劳。此外，通过稍微改善在办公室里的坐姿、行走姿势和入浴方式等身体活动方式，就可以大幅度提高第二天身体的能量补充效率。

在关注身体的运动状况时，就身体本身活动而言，需要关注的一个大的因素就是自主神经。因为即使我们没有意识到，在一天 24 小时内，自主神经也在不停地为循环系统、消化系统、呼吸系统等进行的各种各样的活动辛勤工作着。

如果能够能动地控制自主神经，身体与心灵就会更加轻松，人就能够以清爽愉悦的心情投入下一项工作中。

01 | 适度运动可以化解疲劳

运动对身心健康必不可少

乍看上去，"运动"与"休息"好像是相互对立的，但它们的含义并不一定完全相反。事实表明，合理运动有益于身心健康，是享受充实人生不可或缺的要素之一。

为提高在日本居住的每个人的健康水平，日本正在开展"健康日本21（第2次）"计划。此计划以预防生活方式病、保证心理健康等为主要目的，以改善营养摄入不均、运动和休息为支柱。

运动员即使在休息日也会为恢复体力而运动

大家听说过"active rest"一词吗？active rest是指在运动领域受到世界瞩目的一种休息方法，译为"积极性休息"。

运动员在制订训练计划时，会设定好"高强度日""低强度日"和"休息日"。但即使是休息日，也不是完全不活动身体，而是进行可以适度放松身体的轻松运动。这样做是为了让体力能够更快地从疲劳状态中恢复。

　　职场人士在日常生活中也可以充分利用这种方法。在休息日躺下休息虽然也不错，但可以尝试一下积极的身体运动。简单、安全的积极性休息的代表运动就是拉伸和散步。

　　积极性休息的目的是改善全身的血液循环、保养肌肉。轻度的有氧运动可以激活呼吸循环系统，加快让身体从疲劳状态中恢复。

　　实在不喜欢运动的人，也可以在日常生活中进行积极性休息。如在游泳池里，即使不游泳，只泡在水里也有一定效果。也可以在家中泡澡，温暖身体，扩张血管，给全身适度的压力，从而达到刺激肌肉、改善静脉血液循环的目的。人体的静脉本身并没有像泵一样的功能，但适度活动肌肉可以促进血液返回心脏。

　　此外，还有一些在工作中也可以实践的轻松的伸展运动。限于篇幅，本书不再详细写明，但大家可以通过参考书籍、杂志或网络获取这方面信息，希望大家多尝试。

　　需要提醒的是，平时不怎么运动的人不要猛然进行激烈的运动，这样极有可能带来危险，所以一定要小心避免。

轻度运动可以增加脑中血清素的含量

　　职场人士的日常生活中充满着可以适度锻炼的机会。例如：上班时可以在到达上班地点的前一个公交站下车步行；下

┌─── 小贴士 ──────────────────────┐

伸展或散步等轻松的运动可以化解疲劳。

└──────────────────────┘

办公楼时，先走下一两个楼层之后再坐电梯；回家路上，先在街边悠闲地散散步；等等。

提起"积极性休息的实践"，很多人可能感觉如临大敌，但事实上，可以从这样微不足道的小事开始，它们都是很不错的实践。而且，如果能将散步等轻松的、有节奏的运动坚持下去，就可以增加脑中血清素的含量，使心情安定、清爽。也就是说，积极性休息对消除心理疲劳也有一定效果。

02 ｜ 行为健康的思维模式

🔲 运动不足占日本人死因的 16%？！

越来越多的职场人士一整天都盯着电脑或手机屏幕，坐在那里一动不动，几乎不活动身体。运动不足和不均衡饮食的生活习惯会导致肥胖。据世界卫生组织（WHO）预测，到2025年，全世界超重或肥胖的人将达到27亿。

肥胖状态一旦持续，很快就会引起糖尿病、高血压、急性心肌梗死、中风、肾功能衰竭等有可能危及生命的严重疾病。实际上，日本人的死有16%是由运动不足引起的。

针对这种状况，哈佛大学提倡为每个人"定制健康"，也就是"behavior health"。一般将这个概念译为"行为健康"。为每个人提供咨询，不只是依赖药物进行治疗，还结合生活习惯和生活方式进行分析，从而治愈疾病。

几乎不运动的人如果每天进行1小时的中度运动，死亡率将会降低30%[1]。运动不仅能够降低死亡率，还能够降低糖尿病、抑郁症、大肠癌、乳腺癌、急性心肌梗死、中风和认知障碍的

---

[1] Lee,I.M.,et al. "Effect of physical inactivity on major non–communicable diseases worldwide: an analysis of burden of disease and life expectancy," *Lancet* 380,219–229 (2012).

发病概率，有很好的预防效果[1]。

如果行为健康的观念得以普及，人们就能够改变日常生活的行为方式，从而预防疾病，保持健康。这样一来，肥胖现象就会大幅度减少，全世界的人都能够活得更加健康、更加长寿。

在没有全民保险制度的美国，自己负责健康管理是一种文化。越是知识阶层的人越注重自我管理，大家都认为"肌肉发达、没有赘肉的人聪明帅气"。略有身份的人都会在工作日的晚上或周末参与运动，锻炼身体。去健身房需要花钱，这可能也是某种身份的象征吧。相反，肥胖的人就会被大家认为是"做不好自我管理的人"。

在我为取得MBA学位而读书的商学院，即使是在学校住宿，大部分人也会在课程结束后前往健身房，或者在下课离开前相互约定好第二天大家一起跑步的时间，以及跑步结束后洗澡和开会事宜。

我所在的商学院行政管理班，同学们大多具有一定的管理经验，是有高级职务头衔的职场人士。这些人非常重视健康管理，给我留下了深刻的印象。

实际上，在美国收入与肥胖程度呈负相关[2]。收入越高的人

---

[1] Khan,K.M.,et al. "Sport and exercise as contributors to the health of nations, " *Lancet* 380,59–64 (2012).

[2] Levine,J.A. "Poverty and obesity in the U.S, " *Diabetes* 60,2667–2668 (2011).

┌─ 小贴士 ─────────────────────

　　日本人的死因中，有 16% 是运动不足。
　　在美国，越是精英越注重锻炼身体。

└────────────────────────────

越能维持体形不变胖。因为收入越高的人，尤其是知识阶层，就越清楚肥胖对健康的不良影响。

03 | 了解适宜的运动强度与节奏

日本每 5 人中仅有 1 人每周运动 150 分钟以上

世界卫生组织认为，成人一周的适宜运动时长应为150分钟。如果按每周运动5天计，则平均每天应运动30分钟[1]。

据统计，美国有三分之一的人每周运动时长为150分钟以上，但在包括日本在内的亚洲各国，这一比例仅有五分之一。

2011年，医学杂志《柳叶刀》发表了一项与运动相关的大型调查，调查时间长达8年，调查对象超过40万人。该调查以慢跑为高强度、以正常跑步为最高强度，将日常运动人群与完全不做运动的人群做对比，结果显示：1天做15分钟中等强度以上运动的人，寿命延长了3年。另外，将运动人群与不运动人群的死亡率做对比，结果显示：运动人群的死亡率降低了14%。

这项调查的有趣之处在于，明确了运动强度和运动时间。如果做低强度运动，每天多做15分钟死亡率就会进一步下降，癌症的死亡率、患心血管疾病和糖尿病的风险也会有所下降。

---

[1] Wen,C.P.,et al. "Minimum amount of physical activity for reduced mortality and extended life expectancy: a prospective cohort study，" *Lancet* 378,1244–1253(2011).

调查结果显示，个人一天的运动量在90分钟左右时到达健康"停滞期"，此后再增加运动时间，对健康的正向影响会消失。此外，如果进行的是最高强度的运动，1天的运动量在40分钟时就会到达健康"停滞期"。

意识到自己是在做运动也是有意义的

在健身房进行锻炼或者慢跑等运动，与在工作和乘坐交通工具等日常生活中活动身体有同样的效果吗？答案是否定的。

为了让日常生活中的行为与运动产生同等效果，就应在脑中将这种行为当作运动。"我步行上下班，这是在做健身运动。"如果不这样想，就没有效果。

哈佛大学的兰格博士等人做了一项研究。他们将酒店的清洁人员分为两组，对其中一组人员宣讲道："大家现在所做的工作实际上是很好的运动，相当于世界卫生组织推荐的每天运动30分钟，可以降血糖、降血压，对身体有许多好处。"此外，他们还在这组人员的办公室里贴上了写有同样内容的标牌，但对另外一组人员没有做任何宣讲。

一个月后，他们分别测量两组人员的体重、BMI（身体质量指数）、血压和血糖，结果只有接受宣讲的这一组人员的这些测量项目的数值下降了！

其间，两组人员的实际运动量并没有发生变化，但听到清洁"是很好的运动"的这一组人员认为自己的运动量增加了。可以推测，正因为这一组人员认识到清洁也是运动，所以身体会产生积极的变化。

当然，这可能只是安慰剂效应①，但将日常行为当作运动也没有什么不好。

🎞 肌肉会随着年龄增加而大幅度减少

肌肉锻炼现在已经不是运动员的专属。从想获得健美身材的年轻人，到希望借此抗衰老的老年人，为了增加肌肉的体积和力量，他们都在进行肌肉锻炼。

特别针对老年人，在思考肌肉锻炼效果之前，我们先来了解一下伴随着年龄增长，人的骨骼肌含量会发生怎样的变化。

20世纪80年代后半期，骨骼肌含量减少被认为是年龄增长的现象之一，所以产生了"sarcopenia"一词。sarcopenia是由希腊语中的sarx（肌肉）与penia（减少）组合而来。

到了40岁左右，人体的肌肉含量会每10年减少8%，到70岁以上时肌肉含量的变化会加速到每10年减少15%。这一变化在原本肌肉含量更多的男性身上尤为显著。

随着年龄增长，肌肉含量的变化不仅体现在肌肉横截面积

---

① 安慰剂效应：指病人虽然获得无效的治疗，但通过"预料"或"相信"治疗有效，从而让自己的症状得到舒缓的现象。

变小上，还体现在肌纤维数量减少上。仔细观察就会发现，慢肌纤维随着年龄增长反而会增加，但快肌纤维会直线下降[1]。也就是说，针对快肌纤维进行肌肉锻炼，能够取得更好的效果。

肌肉锻炼与降低死亡率有关

运动可分为有氧运动和抗阻力训练。

有氧运动是与氧的供应相适宜的运动，包括步行、慢跑和游泳等。抗阻力训练是高负荷运动，负荷极高时又可以称为无氧运动。一般来说，肌肉锻炼属于抗阻力训练。

有很多研究报告都表明，进行肌肉锻炼对健康有益。肌肉锻炼不仅能使肌肉体积和力量增加，对代谢、骨骼等很多方面都有良好的作用，还与降低死亡率有关。

2007年，美国发表的《运动推荐指南》建议，每周进行两次抗阻力训练，两次间隔一定时间。强度以同一肌肉锻炼重复8～12次，直到有一定疲劳感为宜[2]。

日本厚生劳动省发表的《健康生活运动指南2006：为了预防生活方式病》建议：在深蹲、臀部伸展、俯卧撑项目中选择

① Malafarina,V.,Uriz-Otano,F.,Iniesta,R.&Gil-Guerrero,L. "Sarcopenia in the elderly: diagnosis, physiopathology and treatment," *Maturitas* 71,109–114 (2012).

② Haskell,W.L.,et al. "Physical activity and public health: updated recommendation for adults from the American College of Sports Medicine and the American Heart Association," *Circulation* 116,1081–1093 (2007).

┌─ **小贴士** ──────────────────────────┐

改变认知，日常行为也可以变成运动。请积极进行肌肉锻炼。

一组（每组1～3项）进行锻炼，每组每天锻炼10次，每周锻炼5～7天[1]。

---

[1] 日本厚生劳动省：《健康生活运动指南2006：为了预防生活方式病》，2006。http://www.mhlw.go.jp/shingi/2006/07/dl/s0719-3c.pdf.

04 | 马拉松长跑对身体有益还是有害？

日本的跑步人数为 800 万人

现在，空前的马拉松长跑热正在日本持续发酵。

据说包括慢跑在内，日本全国的跑步人数为800万人。皇宫周围每天都有很多跑步者，看上去热闹非凡。2017年举办的东京马拉松长跑的规定参赛人数为2.935万人，却吸引了35万人前来报名，报名人数约为规定人数的12倍。这么多人对马拉松长跑如此痴迷，那么，它真的对身体有益吗？

针对这一问题，目前人们尚处于争论之中，我们先分别看看赞成派和保守派的意见吧。

马拉松长跑可以减肥，对精神也有积极影响

马拉松长跑会产生各种各样的附加效果，其中排名第一的就是减肥效果。人体运动时所需的能量来源是糖类和脂肪。像马拉松长跑这样的长时间有氧运动，可以调动脂肪作为能量来

源，使脂肪高效"燃烧"。

消耗1千克脂肪需要消耗大约29 288千焦的能量。跑行1千米，每千克体重会消耗4.184千焦的能量，消耗的能量与跑行速度无关。也就是说，一个体重60千克的人，跑1千米需要消耗251.04千焦的能量。按此计算，跑5千米就可以消耗1 255.2千焦的能量，如果每天坚持跑5千米，大约23天就能减掉1千克脂肪。

马拉松长跑不仅对身体有益，对精神也有益。只要坚持跑步，静息心率就能变慢，由此可以调节自主神经，使其处于均衡状态。

自主神经包括交感神经和副交感神经，运动或紧张时交感神经起主要作用，用餐或安静时副交感神经起主要作用。如果人经常处于压力过大的状态，那么即使在安静时交感神经也会兴奋，脉搏会有加快的倾向。

进行马拉松长跑的人静息心率变慢，这虽然与心脏的储备能力有一定关系，但其间机体的紧张活动状态变弱，意味着副交感神经在起主要作用。也就是说，这保证了自主神经处于应有的均衡状态。另外，跑步时大脑中开始分泌多巴胺、血清素和β-内啡肽。这些激素有激活大脑、振奋心情的作用。

通过跑步来缓释压力，这在医学上也被证明是有效果的。

📖 与马拉松长跑相关的谨慎看法之一：活性氧所导致的压力

虽然上文中叙述了很多关于马拉松长跑的优点，但也存在一些需要注意的事项。

运动时，我们会吸入比平时更多的氧气。据相关研究，这时会产生一种名为活性氧的物质，它会损伤身体。活性氧对身体的负面作用被称为氧化应激。

决定跑步者速度的主要因素是氧气摄取能力。也就是说，将氧气吸入体内的能力越强，跑得就越快。吸入体内的氧气被肌肉细胞内的线粒体用来产生能量。线粒体就像产生能量的工厂。一旦大量的氧气被送入线粒体，其中一部分氧气就会成为失去一个电子的不稳定的活性氧。

为了吸入大量的氧气，有效供能，必须有很多高质量的线粒体存在[1]。一流跑步运动员拥有很多高质量的线粒体，所以即使训练十分艰苦，他也能够战胜因氧化应激而产生的压力。

但如果普通人猛然间开始刻苦训练，一时产生的氧化应激超过身体允许的范围，就会产生不良后果[2]。

只是，我们并不是一流运动员，怎样做才能提高摄取氧气的能力呢？

---

[1] Kim,Y.,Triolo,M.&Hood,D.A. "Impact of Aging and Exercise on Mitochondrial Quality Control in Skeletal Muscle," *Oxid Med Cell Longev* 2017, 316–396 (2017).

[2] Joyner,M.J.&Casey,D.P. "Regulation of increased blood flow (hyperemia) to muscles during exercise: a hierarchy of competing physiological needs," *Physiol Rev* 95,549–601 (2015).

正确答案只有一个，那就是让训练难度提升适中、训练量适度，并踏踏实实地坚持下去。（请参考下图）

活性氧产生量随运动强度的变化而变化

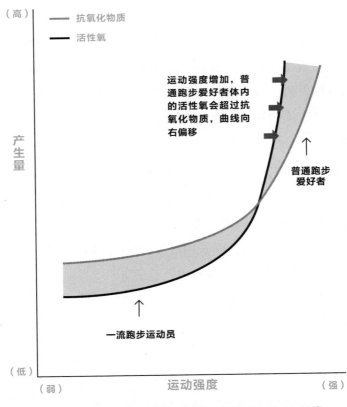

来源: Morita, T.马拉松对身体有益. 抗衰老医学 8, 78-81 (2012).

与马拉松长跑相关的谨慎看法之二：关节和肌肉的负担

我们思考一下跑步与走路的区别。

走路时，我们总会有一只脚着地，或两只脚都接触地面，不会有两只脚同时离开地面的情形。但跑步时，会出现两只脚都离开地面、身体停留在空中的情形，随后就得由着地的那只脚来支撑身体。

这时，与这只脚相连的腿承受的重压是体重的3倍，当速度加快或下坡时，这一重压还会变大。

也就是说，马拉松长跑会给每条腿上的关节和肌肉带来很大重压，这是需要考虑的。

另外还要注意，跑步时心率加快，心血管承受的负担也会加重。

想必大家都听说过，在马拉松长跑大赛上发生选手心脏骤停的事情。运动时猝死的现象在马拉松长跑中最为严重，有报告显示，到达终点后或在终点前死亡的事故非常多[1]。

虽然现在允许普通跑步爱好者参加的马拉松长跑大赛开展得如火如荼，但针对普通跑步爱好者，赛前所做的医疗检查并不充分，需要参加者自己多加注意。

---

[1] Sugishita,Y.,Matsuda,M.,Iida,K.,Koshinaga,J.&Ueno,M. "Sudden cardiac death at exertion," *Jpn Circ J* 47,562–572 (1983).

┌─ 小贴士 ─────────────────────────┐

虽然马拉松长跑有很多好处，但不要产生依赖症，做到适度即可。

└────────────────────────────────┘

▣ 跑步者高潮与马拉松长跑依赖症

我们经常听到"跑步者高潮"一词，尽管听起来有点可笑，但还是应该针对它思考一下。

它指的是，跑步时跑步者突然将疲劳抛之脑后，感受到一种说不出的舒畅。我想，跑步爱好者当中应该有很多人体验过跑步者高潮。

跑步者体验到跑步者高潮时，大脑中正在分泌神经递质 β-内啡肽[①]。β-内啡肽是一种脑内毒品，具有与吗啡同样的作用，能够引起人的幸福感、振奋感和陶醉感。

人们总是认为这种脑内毒品不会危害社会，也就不对它产生非议。只是，一旦缺乏它，人就会产生戒断反应，从而促进对跑步的欲望。据一些报告中的案例显示，一些跑步者对长跑异常执着，这被称作马拉松长跑依赖症。在现实中，针对这种情况我们应该引起重视。

马拉松长跑对健康确实有有益的一面，但跑步者也应该充

[①] Hagura,N.,et al. "Changes in endocrine secretion after an ultra marathon (super long distance running)," *Dok kyo J Med Sci* 29, 1–9 (2002).

分了解跑步时身体会发生突然失常的风险，知道运动需适度。

　　近期有报告称，一天做15～90分钟的轻度运动可以降低死亡率、延长健康寿命[①]。如果以健康、长寿为目标，还是进行这种程度的运动比较现实。

---

① Khan,K.M.,et al. "Sport and exercise as contributors to the health of nations," *Lancet* 380, 59–64 (2012).

05 | 灵活运用物联网，实现健康管理可视化

📱 **年龄超过 40 岁，散步就足够了**

作为一种维持健康的运动方法，散步已经成为固定项目。但是40岁左右的人会认为："散步是老年人的活动，我们的运动量还是要大一些，比如可以慢跑。"

实际上，40岁左右正是考虑从慢跑切换至散步的时期。过了40岁，每天走上8000步或散步20分钟就已经足够了。在做这些之前，重要的是运用IoT（物联网）工具了解自己平时走路或散步的步数。

📱 **通过可穿戴设备，将每日的健康与运动情况可视化**

随着人们的健康意识日渐提高，与健康护理相关的可穿戴设备也越来越受到人们的关注。当然，它们并不仅仅被用于测量步数。

可穿戴设备的功能和优点大致有两点。

┌─ **小贴士** ─────────────────────────────────┐

可穿戴设备是每天锻炼的好伙伴。

└──┘

第一点，这些设备的使用者可以了解自己每天的身体状况和运动情况。第二点，管理这些设备运营平台的机构可以从使用者的日常生活中获取各种各样的数据，借助这些数据可以优化现代人减肥或健康管理的支持机制。

健身手环有助于激发健身动力

要想将锻炼融入每天的生活，避免"三天打鱼，两天晒网"，努力坚持下去，最重要的因素就是动机（动力）。健身手环（腕带型的记录活动的装置）可以给人带来更多动力。一些健身手环可以将使用者每天的锻炼和睡眠情况记录并保存下来（上传到网络或应用软件上）。现在市场上涌现出许多健身智能手环产品，一些产品包含GPS（全球定位系统）、心率监测器、陀螺仪等8种监测装置，除记录步数外，它还能记录消耗的热量和心率等数据，也可以汇总长期数据以进行确认和对比。

另外，通过应用"推送通知"的功能，如设定"目标步数""睡眠时间"等想知晓的信息，人们就能及时收到通知或

提醒。这一功能满足了人们本能地想达成目标的愿望，对保持
锻炼动力有很大帮助。

06 | 刺激自主神经

自主神经有两种

大家经常能听到"自主神经"这个词。就同其字面意思一样，即使我们没有意识到它们，它们也一直在工作着。心脏不会停止跳动、热了会出汗、吃饭时会分泌胃酸，这些都是在自主神经的作用下进行的。

自主神经分为交感神经和副交感神经两种。交感神经在活动时、紧张时、感到压力时进入工作状态，而副交感神经在休息时、放松时或进入睡眠时进入工作状态。

通过涂色游戏调节自主神经

最近，通过涂色游戏调节自主神经的方法受到了大家的关注。专注于涂色游戏，可以调整呼吸、放松大脑，还能通过颜色取得疗愈效果。涂色游戏能让人从烦恼中解脱出来，减轻压力，在不知不觉间调节自主神经。

我想，大家都有过集中精力进行一项简单劳动后觉得神清气爽的经历。不只是做工作，投入地进行一项简单劳动，可以

小贴士

通过涂色等简单劳动可以调节自主神经。

让人拥有能动的休息时间，从而减轻压力。

涂色是"能动的"，这一点很重要。虽然芳香疗法与音乐鉴赏也有放松效果，但它们与涂色不同，属于被动性的行为。涂色是主动性的行为，不仅能激活副交感神经，还能激活交感神经，因此可以让人充满活力。

如果想在夜晚时放松身心，可以做涂色游戏，使用蓝色系的冷色可提高副交感神经的活跃度。相反，想打起精神投入工作，可在工作之前使用红色系的暖色刺激交感神经。

通过所使用的颜色来激活自己想要的自主神经，这也是涂色游戏带来的一大好处。

07 | 可以减肥的正确泡澡方法

📱 应当泡澡的 3 大理由

在外喝了些酒后感觉心情大好，回家后睡眼蒙眬，迷迷糊糊地扑向沙发；清醒过来时发觉已经是早上了，赶紧冲一个澡，然后就去上班……生活中有过这种场景的职场人士可要当心了，因为你可能在不知不觉中将疲劳积累在了身体里。

惬意地泡在澡盆里其实是非常重要的休闲，因为仅通过淋浴是不能消除疲劳的。泡澡能对身体起三大作用：

① 温热作用：身体被温水加热后，血管扩张，可以缓解疲劳。

② 浮力作用：浮力可以舒缓肌肉紧张、减轻身体的负担。另外，被肌肉压迫着的血管和内脏所承受的压力也减小了，可以更轻松地化解疲劳。

③ 静水压力作用：积存在下半身的血液因为水压的作用开始循环起来，同时体内的废物也会流动起来，并被过滤掉。

泡澡时将全身或半身泡在水里都可以。即使是半身浴，这三大作用也不会改变。

💧 水温 38 ～ 39℃，泡 15 分钟即可消除疲劳

我们再详细介绍一下可以消除疲劳的泡澡方法。

首先，将泡澡水的温度设定在比体温略高的38～39℃，泡澡时间在15分钟左右是比较理想的。额头出汗是身体想降温的反应，所以一旦额头出汗就不要再泡了。

其次，如果在早上上班之前泡澡，就将水温设定在42℃左右，甚至更热一点也没有关系。热水可以刺激交感神经，使血压与心率上升，可以让人清醒过来，变得精神抖擞。

💧 为消除疲劳而进行桑拿浴和岩盘浴的方法

进行桑拿浴对消除疲劳也很有效。与泡澡不同，进行桑拿浴过程中没有水压的作用，这对有心肺疾病和高血压的人来说比较合适。

进行桑拿浴时，最能消除疲劳的方法是从低温开始慢慢地暖热身体。

推荐进行桑拿浴的温度为60℃左右，时间为15分钟左右。另外，在40～50℃或更低温度下进行喷雾桑拿浴也值得一试。研究结果显示，低温桑拿浴对身体的负担较小，有很多好处。

还有就是，在90℃左右的高温下进行桑拿浴对体质偏弱的人来说刺激性过强，但对身体健康且精力旺盛的人来说，为了

刺激交感神经、补充活力、振奋心情，可以尝试。

如果不清楚进行桑拿浴时该进行多长时间，就请留意自己额头出汗的情形，一旦额头出汗，就当即停止。请注意，进行桑拿浴时强行忍耐可能会导致中暑。

再就是，进行桑拿浴后不要让变热的身体接触冷水，更不能浸泡在冷水中，因为剧烈的体温变化可能会引发心绞痛或心律不齐。如果进行桑拿浴后再进行淋浴，则淋浴时的水温不能低于30℃。

进行岩盘浴[①]也能取得与进行桑拿浴类似的效果。有研究结果表明，39℃的岩盘浴可以降低人的不安情绪。

无论是进行桑拿浴还是岩盘浴，适当温暖身体可以使肉体和精神都得到休息，这已经得到证明。

里约奥运会参赛选手都在用的泡澡放松法

接下来，介绍一下奥运会参赛选手们都在使用的、能够有效消除疲劳的泡澡方法。

该方法的诀窍就是"快速降温"。在体育运动中受伤时，需要采取冰敷，以使受伤处降温。据说，冷冻疗法可以缓解疼痛等刺激，防止疲劳物质积累。

---

①　岩盘浴：指让人睡在天然岩盘石板上，通过加热岩盘石，使人体皮肤深层大量出汗的一种养生方式。——译者注

┌─ 小贴士 ─────────────────────────

泡澡对消除疲劳的效果绝佳。
用正确的方法泡澡可以治愈身心疲劳。

└──────────────────────────

运动员为缓解疲劳，会交替使用冷水和热水洗澡，这就是"冷热水浴"，现已受到大众的关注。先泡热水，血管扩张；再泡冷水，血管收缩。接着再泡热水，这时血管受到的刺激比只泡热水时更强烈，血流变化更大。这个效果非常明显，现在，几乎全世界的运动员都在采用冷热水浴的方法。

对职场人士来说，没有比这个效果更好、更简便的方法了。但是，正如上文所述，剧烈的温度变化会给身体带来很大负担，为此不妨采用简单的方法，即在浴室里分别放上装满冷、热水的桶，然后只对足部进行冷热水浴。这样也能让人切身感受到缓解疲劳的效果。

越泡澡，越幸福？

一项针对泡澡与幸福程度的相关性的研究结果显示，一年之中经常泡澡的人，其幸福感是没有泡澡的人的1.35倍[①]。

———————————

[①] Yasuaki Goto, Shinya Hayasaka & Nakamura, Y. "Health Effects of Seasonal Bathing in Hot Water, Seasonal Utilization of Hot Spring Facilities, and High Green Tea Consumption," *J Jpn Soc Balneol Climatol Phys Med* 77, 171–182 (2014).

　　有幸福感，表明受到的压力较小。科学研究已经证明，压力小的人不容易生病。如果你是备感疲劳且受此困扰的职场人士，请养成每天泡澡的习惯，同时每周进行几次桑拿浴、岩盘浴或冷热水浴。

08 | 学会让心情放松的姿势

睾酮对身心健康有影响

哈佛大学、俄勒冈大学和得克萨斯大学的相关研究表明，精力充沛、有能力的领导者的激素水平是相同的。他们都具有较高水平的睾酮和较低水平的皮质醇。

一方面，睾酮是哺乳动物体内起主要作用的雄性激素，可以减少忧虑、降低压力、增强自信。另一方面，皮质醇的量越少，越能舒缓忧虑的心情，缓解压力（压力管理）的能力就会越强。睾酮高能增强自信，皮质醇低能减轻忧虑，两者共同作用，压力得以消除。

应该尽可能地保持睾酮的水平，因为睾酮水平降低会导致认知障碍和肌肉减少症等老年病，还与导致肥胖或抑郁症息息相关。有种观点认为，因抑郁症而自杀的人中女性多于男性，这可能就与睾酮水平降低有关。

有一个非常重要的结论是：睾酮与皮质醇的量会根据周围环境及身体状况的变化而发生剧烈变化。也就是说，这些与增强自信相关的激素，是可以自主控制的。

大家听说过"高能量姿势"（high power pose）这个词

吗？这个高能量姿势就像魔法一样神奇，每天保持两分钟就能够增加睾酮的量，减少皮质醇的量。

哈佛大学社会心理学家埃米·卡迪（Amy Cuddy）等人研究了肢体语言对激素分泌的影响。她们将肢体语言分为两类。简单来说，一类是开朗、放松的高能量姿势，另一类是封闭、保守的低能量姿势。

她们让受试者摆出不同的姿势，时长为两分钟，然后比较他们的唾液中激素的量。结果显示，摆出高能量姿势的受试者，他们的睾酮增加了20%，皮质醇减少了25%。

与此相反，摆出低能量姿势的受试者，他们的睾酮减少，皮质醇增加。

在TED[①]大会演讲嘉宾中，出现了很多技术、娱乐、设计等领域的杰出人物，从他们进行演讲时的姿势就能看出高能量姿势产生的效果。其实，他们自信满满地演讲时，摆出的正是高能量姿势，也就是说，也可能是因为他们对演讲的话题充满自信，带来睾酮分泌，所以动作幅度就自然而然地变大，最终变成高能量姿势。

大家观看美国总统的演讲，会注意到他在向国民强有力地呼吁着什么时，摆出的一定是高能量姿势。

---

① TED：此处指美国的一家私有非营利机构。该机构每年都召集众多科学、设计、文学、音乐等领域的杰出人物参加一场大会，以分享他们在技术、社会、人的思考和探索方面取得的成果。该大会被称为TED大会，其宗旨是"传播一切值得传播的创意"。TED，由英语单词technology（技术）、entertainment（娱乐）、design（设计）的首字母大写组合而成。

── 小贴士 ──

高能量姿势有增强自信的效果。

我在参加MBA面试或在重要的学会发言前，总会在洗手间里做出高能量姿势。我推荐的姿势是：两脚与肩同宽，两手叉腰，挺起胸膛，如同神奇女侠一般。

也有将高能量姿势融入日常生活的方法。比如，每天早上上班前，可以在镜子面前做两分钟高能量姿势。这样可以激活睾酮，减轻忧虑或压力等精神上的疲劳，从而充满信心地投入一天的工作。

关于高能量姿势，由于它的效果目前并没有得到科学上的验证，所以还存在一些怀疑的声音。尽管如此，因为我亲身实践下来感受到了很明显的效果，所以推荐给各位读者。想必你也会发现，肢体语言与自信、情感密切相关。

09 改善坐姿和走姿，可以使身体状况迅速好转

📷 伏案工作时要保持正确的坐姿

肩酸、头疼、腰痛、慢性疲劳，甚至伴有精神萎靡和注意力不集中……各种身心健康问题都在困扰着职场人士。究其原因，许多是因为"姿势"不正确。只要保持正确的坐姿和走姿，很多身心健康问题都能迅速得到改善。

首先，我们来讨论一下坐姿。

大家坐在办公室的椅子上时，是不是只坐前面的一小部分，而将身体重心全部压在椅子的靠背上呢？这种坐姿会使脊椎弯曲成弧形，容易引发腰痛。

正确的坐姿是，坐在椅子上，将腰部轻轻贴在靠背上，同时让骨盆立起来，将体重均匀地分摊到左右边的坐骨上。以这种姿势办公，可以使肩膀打开、背部肌肉自然舒展。

另外，可以将电脑显示器调到眼睛能够稍微俯视的位置（请参考第85页）。眼睛与显示器间的距离最好保持在40厘米以上。

📷 有意识地步行可以改善身体情况

接着，我们讨论一下走姿。

每个人每天都会走上一段距离，掌握了正确走姿的人与未能掌握正确走姿的人相比，身体状况会有很大的区别。

为了改善走姿，不能只是漫不经心地走路，而是要意识到自己正在步行。前文中已经向大家介绍过，步行可以激活呼吸循环系统，加快缓解疲劳，增加脑内血清素的含量，有许多促进健康的效果。步行不需要任何特殊的技能或设施，是所有人都能做到的可持续进行的有氧运动，可以将它作为一项日程融入日常工作和生活之中。

📷 不易疲劳的步行方法——三大要点

我们来思考一下，怎样步行才能给身体带来好处呢？

一般说来，步行不宜突然过度，应采取循序渐进的方式，从慢速开始是最有效的。一开始的目标大约定在1.78米/秒，一天步行30分钟左右即可。

此外，如果每次步行下来身体都非常疲惫，坚持下去的意愿就会大大降低，所以需要尽可能地采取不易疲劳的步行方法。

步行导致身体疲惫的原因有三：①乳酸堆积；②脱水；③能量不足。

┌─ 小贴士 ─────────────────────────────┐

在办公室时保持正确的坐姿，在上下班时保持正确的走姿。

└──────────────────────────────────┘

　　乳酸堆积是由步伐过快引起的。为避免出现这种状况，步行时最好将心率保持在最大心率[①]的75%以下（喘粗气的程度）。一般人很难掌握自己的最大心率，可将步行时的心率标准定在"220－年龄"即可。

　　从字面就能明白，脱水指的是身体水分补充不足。如果陷入脱水状态，就会导致血液循环能力低下，心率、体温上升，引起疲劳。为避免脱水，及时补充水分是不可缺少的。补充水量的标准大致计算公式是"步行时间（小时）×体重（千克）×5"，单位为毫升，需要多加注意。

　　能量不足是由食物补充不充分引起的。每小时应补充所消耗能量的50%～100%。

　　为掌握步行速度、心率变化、每小时消耗的能量，推荐使用腕表类型的可穿戴终端设备。

---

① 最大心率：指人体在运动时能够达到的极限心率。

10 工作时需要长时间站立的人，应注意足部和腿部的不适

📹 **为预防生成下肢静脉瘤，可穿弹性裤袜**

因为工作需要，有些人几乎一整天都保持站立姿势。这些人应注意下肢静脉瘤这种疾病。

寿司店的师傅、厨师、理发师、教师、售货员等通常都是站着工作的，如果能观察一下这些人的足部和腿部，就会发现他们都或多或少有一些血管像肿瘤一样膨胀出来，这就是下肢静脉瘤。下肢静脉瘤的症状包括足部易发生肌肉痉挛、易疲劳，还包括皮肤变色、瘙痒等。

下肢静脉瘤的可怕之处在于，因为血液停滞在瘤中，容易形成血栓（即凝固的血块）。血栓顺着血管流向头部就会引发脑梗死，流向心脏就会引发急性心肌梗死。

下肢静脉瘤在年轻人身上也会出现，所以工作时需要长时间站立的人尤其需要注意。预防下肢静脉瘤的最好办法是穿弹性裤袜。弹性裤袜紧裹着下肢，血液就不会在下肢积存，从而预防生成下肢静脉瘤。

护士也是长时间站立工作的人，我身边很多护士上班时经常穿着弹性裤袜。

另外，一些科学研究的数据表明，不总是保持站姿，偶尔有意识地站一会儿、坐一会儿、做一做屈伸运动能有效预防生成下肢静脉瘤。

🔲 有些姿势和动作可以预防腰痛

工作时需要长时间站立的人还容易出现腰痛。包括我自己，也在几年前开始就被腰痛所困扰。

无法明确原因的腰痛在医学上被称为"非特异性腰背痛"，这种腰痛占所有腰痛因素的85%。腹肌或背肌等躯干肌的力量减弱、耐力降低、神经和肌肉以及浅层肌肉和深层肌肉的协调运动异常等，很多因素都能够引发腰痛。

为预防腰痛，平时通过肌肉训练或拉伸操锻炼肌肉是很重要的。在此基础上，还应该适应那些不给腰部带来负担的姿势和动作。

我在台上演讲超过一个小时后，就会腰痛。腰痛会影响工作表现，所以这时就要引起注意，尽可能做一些减轻腰部负担的姿势和动作。

接下来，介绍一些减缓腰痛的有效方法。

站着的时候伸展背部肌肉，腹部用力，然后稍微弯曲膝

小贴士

**灵活运用器具，注意动作和姿势，
就能积极预防生成下肢静脉瘤和腰痛。**

盖，收紧臀部。长时间站立时，将一只脚放在高10厘米左右的台阶上也很有效。采用这种方法时，要做到经常轮换左右脚。女性站立时，鞋跟太高也是引发腰痛的原因之一，所以最好选择鞋跟高在3厘米之内的鞋。

此外，在抬举物品时也会引发剧烈腰痛。为此，在抬举物品时，不要嫌麻烦，要充分弯曲膝盖，让身体接近物品后再抬举。在将物品放到高处时，不要强行伸长背部，而是尽量借助凳子垫高脚下。

不给腰部带来负担的姿势和动作

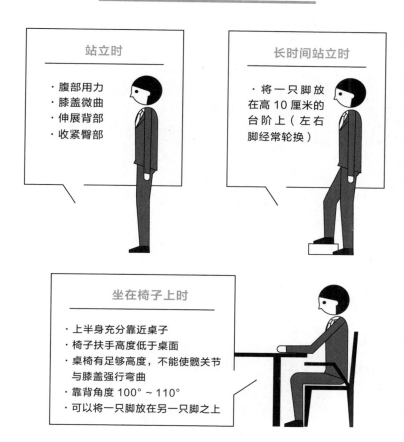

站立时

· 腹部用力
· 膝盖微曲
· 伸展背部
· 收紧臀部

长时间站立时

· 将一只脚放在高 10 厘米的台阶上（左右脚经常轮换）

坐在椅子上时

· 上半身充分靠近桌子
· 椅子扶手高度低于桌面
· 桌椅有足够高度，不能使髋关节与膝盖强行弯曲
· 靠背角度 100°～110°
· 可以将一只脚放在另一只脚之上

来源: Iwabuchi, M., Shirado, O.&Omata, J.如何做腰痛体操——针对非特异性腰背痛的"腰部训练"方法.*Modern Physician* 34, 323–326 (2014).

第三章
高效的眼部保健

　　保持眼部健康对现代人来说非常重要。我之所以这样说，并不是因为我本人是眼科医生，而是因为人类从外部获取的信息中，有90%以上都是通过眼睛获取的。这一点在后文我还会详细说明。

　　如果不能从外部获取信息，那么仅靠个人是生存不下去的。因此，眼睛作为十分重要的获取信息的器官，无论如何我们都应该提起精神关爱它，保持它的健康。

　　眼睛如此重要，如果因为干眼症、眼疲劳、近视和老视等原因导致无法正常工作，就会给身心带来很大负担，并产生不良影响。

　　本章介绍如何治愈眼疲劳，防患于未然，还介绍适当矫正近视和老视等症状的方法。

01 | 小心预防干眼症

眼部健康与身心健康直接相关

在人类历史上，使用眼睛最过度的就是我们现代人。

人类拥有五感（视觉、听觉、嗅觉、味觉、触觉），而从外部获取的信息中有90%以上都是通过视觉得来的。特别是对现代很多人来说，没有手机和电脑的生活简直无法想象。我们使用眼睛的程度比过去任何时代的人都高。

干眼症每年会使 3.5 天的劳动时间白白浪费

过度用眼导致的眼疲劳会引发各种各样的眼部问题，进而给全身都带来不良影响。

过度用眼首先要面对的问题就是干眼症。干眼症是"因多种原因导致泪膜稳定性下降，引起眼部不适或视功能异常，有时伴随眼表损害"（干眼症研究会）的一种症状。据说，现在的日本约有800万～2 200万干眼症患者。有报告显示，从事办公室工作的人，每3人中就有1人患干眼症，而且这一数字还呈逐年增加的趋势。

一般的视力检查是判别被称为兰德尔特环的"C"形标志的缺口方向，这是在测量即时最大视力，或者说最佳视力。也有其他的检查方式，测量的是实用视力，也就是平均视力。很明显，干眼症会降低实用视力。

也就是说，一旦患上干眼症，日常生活中就会出现视物模糊、难以看清的状况，从而导致工作效率下降。

根据一项研究结果，因干眼症导致实用视力下降的人，一年所损失的作业量总和为3.5天[1]。如果每名职场人士均损失3.5天，对整个日本来说就是非常大的经济损失了。

反过来说，如果能有效地预防眼疲劳、干眼症等现代疾病，每人每年就可以多出3.5天的作业量，这对日本来说效益是相当可观的。

为什么长时间使用电脑工作会引起眼疲劳呢？

引发现代人患干眼症的最大元凶就是电脑。可能有人已经注意到了，盯着电脑画面看的时候，眨眼的次数会减少。

人在集中注意力做某件事时会控制眨眼次数，比如使用电脑工作或开车等。眨眼次数减少，泪液供应不稳定，会使眼球表面变干。像一层膜一样覆盖在眼球表面的泪液也会影响折射

---

[1] Uchino,M.,et al. "Prevalence of dry eye disease and its risk factors in visual display terminal users: the Osaka study," *Am J Ophthalmol* 156,759–766 (2013).

率，所以干眼症会降低实用视力。这就是长时间盯着电脑工作会逐渐导致视力模糊的原因。

另外，在干眼症状态下连续眨眼会损伤眼球表面，使其变得凹凸不平，引起视功能低下。

有些人工作累了会闭上眼睛休息一会儿，出现这种情况时，就要考虑这样做是不是患上了干眼症后下意识地想促进泪液分泌的行为。有些人经常按揉靠近鼻子一侧的眼角，我想，做这种动作可能也是为了刺激泪腺分泌泪液，但揉眼对眼睛没有好处。

女性更容易得干眼症

睡眠不足也是诱发干眼症的一大因素。睡眠质量差的话，就容易患上干眼症。

要确认自己的睡眠质量，可以使用匹兹堡睡眠质量指数（Pittsburgh sleep quality index）量表。该表询问事项包括"无法在30分钟以内入睡""早上不泡澡就不能清醒""感觉太热或太冷""做了噩梦""服用了安眠药""开车时或用餐时犯困""打鼾""晚上起夜了"等，可以此来判断回答者是否得到了深度睡眠（优质睡眠）。根据结果，在没有得到深度睡眠的人中，有45%的人得了干眼症。

从性别上看，干眼症多发于女性，因为雄性激素可以保护

小贴士

**在过度使用眼睛的现代人中，干眼症很常见，
它会给全身带来不良影响。**

　　泪腺及分泌油脂的睑板腺等器官。本来女性体内雄性激素的分泌量就不到男性的10%，还要经历妊娠过程，随着年龄增加，她们的卵巢功能逐渐下降，加上平常口服避孕药等，这些都会进一步减少血液中的雄性激素含量，从而诱发干眼症。

　　过度化妆和最近流行的种睫毛等做法也是导致干眼症的诱因。化妆的女性卸妆时，务必使用眼部卸妆水卸掉眼睛周围的化妆品，有干眼症患病倾向的人更应特别注意。

02 | 如何预防干眼症？

俯视可以预防干眼症

针对干眼症，要重视日常的预防与护理。如果使用电脑工作，每工作1小时休息15分钟就可预防干眼症。

另外，眼睑张开时，眼睛容易变干，为了让眼睑有闭合的感觉，可以将电脑显示器调到眼睛能够稍微俯视的位置。再就是，不要坐在冷气或热风直接吹到脸上的位置；使用电脑工作时，有意识地增加眨眼次数也是有效果的。

定期温暖眼角是预防干眼症的有效方法。温暖并清洁眼睑可以防止位于眼睑边缘的睑板腺被油脂堵塞。这需要在一定的温度下持续进行一段时间，否则就没什么作用。

只用热毛巾或手绢暂时热敷，效果不佳。推荐使用带有一次性暖贴的眼部护理产品。温热眼睛之后立刻泡澡，护理效果会有所提升。

改善饮食生活、摄取一些能够减轻干眼症的营养物质、运动、降低压力等方法对预防干眼症也有一定效果。

预防患上干眼症的方法

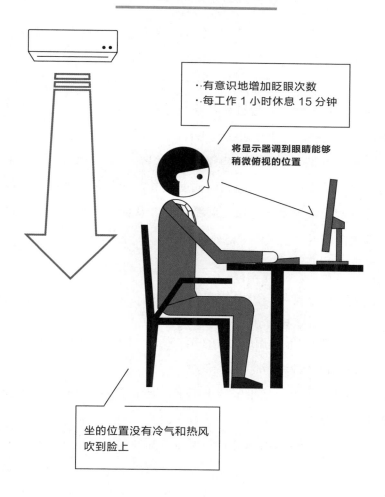

·有意识地增加眨眼次数
·每工作 1 小时休息 15 分钟

**将显示器调到眼睛能够
稍微俯视的位置**

坐的位置没有冷气和热风
吹到脸上

📄 "眼镜＋口罩" 是预防干眼症的最佳组合

到了秋冬季节，眼科中的干眼症患者的数量会大幅度增加。这是因为空气干燥时，眼睛容易变干。

市面上可以买到"干眼症眼镜"，它有保持眼睛周围湿度的功能，对眼睛平安度过秋冬季节有帮助。我想，使用这种眼镜针对性很强，其实普通眼镜也有保持眼部周围湿度的效果。

我特别推荐"眼镜＋口罩"这种组合。戴口罩时，从鼻子两侧的空隙中可以呼出温暖湿润的气息，一旦戴上眼镜，这些温暖湿润的气息就会停留在眼睛周围，从而防止眼睛变干。这个方法在使用电脑工作时格外有用。

📄 花 10 秒钟就可以做的干眼症测试

接下来，我们使用最简单的方法测试一下自己是否有干眼症。

请坚持10秒钟不眨眼。

你做到了吗？如果坚持不下来，眨眼了，你就有很大可能患上了干眼症。

办公室工作者需要长时间坐在电脑前，而且很多办公室的空调都会使空气干燥。此外，工作时也经常出现心情紧张、感觉有压力的情况。上述每一项都是扰乱泪液分泌功能、诱发干眼症的因素。

其实，还有很多没有自觉症状的"隐性干眼症"患者。正因为他们在不知不觉中患上了干眼症，才会出现头痛、眼睛深处疼痛、肩膀酸痛等症状。

🔲 症状严重时需要上眼科诊治

如果自我感觉患上了干眼症，很多人首先会依赖市面上销售的眼药水。当然，市面上销售的眼药水中也有能使眼睛湿润、补充维生素的优质药品，但如果症状严重，还是建议去眼科医生处就诊。

眼科医生开具的滴眼液每年都在更新，它们不仅能增加泪液分泌，还能够增加分泌泪液的细胞数或调整油脂分泌、治疗破裂的泪膜，而泪膜破裂正是诱发干眼症的主要原因。

🔲 能发现隐性干眼症的应用软件

2016年11月，由顺天堂大学医学部眼科学教室牵头并监修的手机应用软件"干眼主义"发布。不瞒各位说，我也是此应用软件的研究成员之一。我希望隐性干眼症患者可以通过这个应用软件发现自己的干眼症，尽早调整身边物品的摆放位置。

"干眼症与生活习惯即生活规律密切相关"，应用软件的名字正是从这个说法中得来的。我想提醒各位的是，睡眠质

┌─ 小贴士 ──────────────────────────┐
│   │
│ **通过简单的测试与使用应用软件，就可掌握自己的干眼症状态。** │
│   │
└──────────────────────────────────┘

量、压力、饮食生活、运动量等因素都与干眼症息息相关。

听上去好像是在给自己打广告，真是不好意思，但平日繁忙的各位一定要尝试一下。可以比较一下平日的健康状态与眼睛的疲劳程度，如果能靠自己调整生活规律就更好了，比如，"今天压力很大，一定要保证××小时的睡眠时间"。

03 | 近视、老视、白内障的
成因和对策

📷 在室外玩耍时间越长的孩子越不容易近视

探究近视形成的原因、寻找抑制近视的方法，这是眼科界所面临的世界性课题。形成近视的主要原因有遗传因素和环境因素，目前认为遗传因素是主要因素。

在环境因素方面，通过科学研究和统计数据能够证明的只有"在昏暗处读书会加速发生近视"。但近年以来，学界发表了几项调查环境因素的新研究。

2012年，澳大利亚科学家发表研究结果称："照射阳光的时间太短是引发近视的原因。"在室外玩耍时间长的孩子是不是更不容易发生近视呢？他们认真研究了这一假说并在论文中给出了证据。根据该论文，照射阳光时分泌的神经传递物质多巴胺对眼球的成长有帮助。

2015年，一篇来自中国的论文也提出，一天中有5小时以上都在读书学习的孩子，或一天中看电视、玩电脑、看视频、玩视频游戏超过2小时的孩子更容易发生近视。

相反，每天在室外玩耍2小时以上的孩子发生近视的比例很低。

要求孩子多在外面玩，限制他们玩视频游戏、看电视的时间，从预防近视的角度来看，这样的教育方法真是一点儿没错。

📱 治疗近视的眼药水和眼镜正在开发中？！

据说，睡眠时扩张瞳孔的眼药水对抑制近视有效果，最近相关研究正在推进。

此外，抑制近视程度加重的眼镜也已在开发。这种眼镜所基于的理论是，原本人的眼睛在看远处的东西时更容易聚焦，正因为强行将焦点对准近处才引发近视，所以在看近处时，用眼镜稍微模糊一下所看之处就不容易发生近视。

但是，这些方法说到底都是用来预防近视或抑制近视程度加重的，并不能治疗已经形成的近视。

📱 白内障、老视与过度用眼没有因果关系

随着年龄增长而产生的代表性的眼部问题就是白内障和老视。白内障、老视是不是与干眼症一样，在过度用眼或疲劳积累时更容易发生呢？

实际上，两者基本上没有因果关系。即使用眼很多，也不

会发展成老视或白内障。

形成白内障的最大原因是老化（aging），还有撞击形成外伤、先天性疾病或糖尿病等其他原因。如果是糖尿病引起的白内障，通过控制饮食就能预防白内障发展。

老视也是老化型疾病，如字面意思一样，老视会随着年龄增加而加重。随着年龄增加，晶状体的弹性和调节焦点部分的睫状体活动能力降低，调节焦点的能力下降。

老视的早期症状大多是在看近处场景之后感到很难看清远处，在昏暗的情况下，戴着能够看清远处的眼镜或隐形眼镜时很难看清近处的东西。老视可以使用适合自己眼睛的眼镜或远近两用的隐形眼镜来进行矫正。

比起一直穿同一套西装和衬衣的组合装，每年换一套新的，就会给人焕然一新的感觉，并让人干劲十足。使用眼镜和隐形眼镜也一样，可每两年换一次新的，最好按照当下自己眼睛的状况定制。

当难以看清近处时，可以将用来看远处的眼镜或隐形眼镜的度数降低一些，这样就能够看清了。对现代人来说，即使看得不是很远也不会对生活造成什么影响，所以推荐使用这种方法。

小贴士

对于近视，首在预防。
对于老视，矫正老视的眼镜或隐形眼镜，应每两年重配一次。

应该去做老视手术吗？

很遗憾的是，所有的人最终都会不可避免地发生老视。过去为矫正老视，只有佩戴老视眼镜这一种方法，但最近通过隐形眼镜或手术等方法，已经让治疗老视成为可能。

老视手术的治疗对象是并发白内障的患者。在白内障的手术中，要摘除浑浊的晶状体，在眼镜内侧植入人工镜片，这时可以采用远近两用的镜片。做这个手术可以矫正近视、老视，最新的植入镜片也可以矫正散光。

具体来说，现在所普及的远近两用植入镜片有远、近两种焦点，或远、中、近三种焦点。可能大家容易误认为焦点越多越好，但由于进入眼睛的光被分为远、近或远、中、近，所以比起单焦点镜片，多焦点镜片有时会让人看不清楚。

这种手术说到底还是白内障手术，所以完全没有白内障的人不能成为手术对象。而且由于是在眼睛内部进行手术，所以术后必须佩戴眼罩、谨防感染。

04 | 治疗近视的最新知识

📷 现在最为常见的激光手术

有很多职场人士觉得佩戴眼镜或隐形眼镜非常麻烦，令人头痛。我认为从这种压力中解脱出来也是让心灵得到休息的一种方式。为此，我在这里对近视的治疗方法稍作介绍。

近视有两种：因眼轴长（眼球的长度）比正常状态更长所导致的"轴性近视"和因能够折射光的角膜或晶状体折射能力过强所导致的"曲率性近视"。变长的眼球是引发轴性近视的原因，不能复原，而曲率性近视包括可以复原的假性近视。

假性近视是因长时间玩视频游戏或读书等，导致调节眼睛焦点的睫状体的肌肉过度收缩而产生的。睫状肌过度收缩会导致晶状体保持在膨胀的状态，所以焦点会保持在近处，一时间很难看清远处。

假性近视是可以治愈的。但遗憾的是，如果不借助手术或工具的话，其他类型的近视都没办法治好。随着手术与工具的飞速发展和进步，治疗近视的选择面也越来越大，其中最具代表性的就是激光手术①。

激光手术是指使用激光调整角膜厚度，从而恢复视力的手术。2006年，激光手术在日本获得认可，是现在最为常见的屈光矫正手术。

但是现在，在与眼科相关的问题中，经常遇到的是有人问："做激光手术真的安全吗？"2013年12月，消费者厅提醒百姓注意感染问题，由此对激光手术抱有不安心理的人增多，以此为分界点，激光手术台数急剧减少。不过，激光手术仍是现在最为常见的手术，在屈光矫正手术中占94%。

激光手术并不可怕

如果有人问我："激光手术安不安全？"我会自信满满地回答："安全！"有人担心，一旦手术失败，对眼睛来说就是致命性的伤害。基本上不会出现这种情况。万一手术失败了，还可以通过二次手术进行矫正。但由于激光手术需要切削角膜，原本角膜较薄的人有可能不能进行二次手术。另外，已经切削过的角膜无法复原。

根据日本白内障屈光矫正手术学会2013年进行的调查，接受激光手术的人中有96%的人裸眼视力恢复到1.0以上，配合矫

---

① 激光手术：全称是"准分子激光原位角膜磨镶术"（laser in situ keratomileusis, LASIK），也译作"准分子激光原地角膜消除术"。——译者注

正视力后有超过99%的人的视力能够达到1.0以上。此外，有85%的人表示"对手术很满意"。

国外方面，通过分析2008年至2015年间发表的4 474篇与激光手术相关的论文得出，手术后6万人中有99.5%以上的患者裸眼视力达到0.5以上，90%的患者裸眼视力达到1.0以上。

也就是说，从世界范围来看，激光手术也是满意度高且安全有效的手术。

适合做激光手术的人与不适合做激光手术的人

那么，推荐什么样的人接受激光手术呢？

首先是患过敏性结膜炎、对花粉过敏非常严重，不能戴隐形眼镜的人。其次是左右眼视力差距过大，通过眼镜很难矫正的人。还有就是觉得佩戴隐形眼镜或眼镜太麻烦的人，在比赛中觉得眼镜或隐形眼镜很不方便的运动员，以及因视力差而不能从事期望职业的人。他们都很适合。

考虑到日本的实际情况，在发生地震等自然灾害时，凭借现有视力会遇到麻烦的人我也建议接受激光手术。

可以通过激光手术矫正的是近视度数在-6.00D（600度）之内的人。因为激光手术需要切削角膜，如果近视度数过高，削磨的量会不足。

但是，天生角膜较薄的人、患有眼部疾病的人、糖尿病严重的人、有遗传性过敏症的人、处在妊娠期和哺乳期的女性不推荐接受激光手术。另外，因为术后可能会引起干眼症，所以在术前就有重度干眼症的人，也不建议接受激光手术。

还有一点需要注意，激光手术不能治疗老视。因激光手术焦点变远，没有力量再向近处聚焦，可能会使老视加重。

植入可植入式隐形眼镜，可能会成为将来的主流

仅需一次激光手术就能完成近视治疗，是非常简单的近视治疗手术，但因为一旦做了手术就无法调整，所以很多人对此还处在犹豫不决之中。

有一种治疗方法可以克服这一缺点，那就是在眼睛的虹膜与晶状体之间植入人工镜片。这种人工镜片就是可植入式隐形眼镜（implantable collamer lens, ICL）。

植入可植入式隐形眼镜手术，目前在所有屈光手术中的占比在10%以下，但这个数字呈上升趋势。有观点认为，它可能取代激光手术成为今后的主流。

与激光手术不同，植入可植入式隐形眼镜手术后有调整的机会，这就是它的优点。术后可以变更镜片的度数，如果实在适应不了也可以取出镜片。

植入可植入式隐形眼镜手术的优点还包括，能用于因近视度数过高而无法采用激光手术的患者。但由于必须将镜片植入

┌─── 小贴士 ───────────────────────
│ **激光手术安全可靠，还有植入可植入式隐形眼镜手术等**
│ **引人瞩目的最新技术。**
└──────────────────────────────

眼中，所以有些人担心会不会产生炎症，其实现在这种风险已经很小了。

无需进行手术，裸眼也能生活的角膜塑形术

最后，我介绍通过角膜塑形术来治疗近视的方法。这种方法就是，在睡眠时佩戴特殊的隐形眼镜，使其紧贴在眼球表面，从而改变角膜的形状。由此屈光率跟着发生变化，醒来时就好像近视已被治好了。

使用角膜塑形术，近视的人在白天也无需佩戴眼镜或隐形眼镜，完全靠裸眼就能正常生活。

不过，因为只是改变了角膜的形状，随着时间延长，近视还是会复原，所以不推荐运动员使用。对夜间需要较高视力的人来说，也存在看得清楚的时间不足等缺点。

05 ｜ 改善因手机或电脑引起的
      眼疲劳

📱 最近急剧增加的"手机老视"

最近，我经常听到"手机老视"这个词。

我们用原始时代的基准来思考一下人眼的功能吧。在远古时代的非洲，人们不想被狮子吃掉，所以具备了能清晰地看到远方的眼睛。什么都不用做，眼睛就会自动看向远处，看近处时则需要用力对焦。

但对现代人来说已经没有看远处的必要，焦点所处的位置拉近，所以近视增加了。另一方面，老视也可以说是没有将焦点聚焦到近处的力量。像看手机视频这种近距离，如果使用眼肌一直对焦，就会逐渐感觉疲劳，从而难以看清。调节能力下降，难以看清近处的东西，如同老视一般，这就是"手机老视"。

预防手机老视，就得避免长时间连续使用手机。每使用1小时手机，就休息15分钟。

此外，在使用手机时有意识地多眨眼也有效果。比起护肝日，更推荐设定一天"护眼日"，这一天内绝对不使用手机。

📷 改善因使用显示器而产生的疲劳

视频终端（visual display terminals，VDT）综合征是指使用显示器等进行工作，从而引发眼疲劳、干眼症等眼部不适，并导致头痛、肩痛等。就像"综合征"这个名字一样，这明显是一种疾病。

眼疲劳、头痛、肩痛是联动的，这并不是头痛医头、消除某种症状就能解决的疾病。治疗干眼症，眼药水必不可少，也有必要通过改善使用显示器的环境、减轻压力等方法进行综合预防。

要改善视频终端综合征，最重要的就是显示器的位置和显示器与眼睛间的距离。将显示器放在工作时眼睛无须睁大，只需稍微俯视的位置。

还有，使用电脑每工作1小时，就休息10～15分钟。休息时，不要继续使用电脑上网或看社交媒体，那样就失去休息的意义了，而是将视线从显示器上移开，尽可能地远眺或闭眼等。

室内和显示器荧屏的亮度也与减轻眼睛的疲劳程度相关。根据厚生劳动省发布的方法，室内应尽量没有光线的明暗对比，而且不产生眩光。显示器荧屏的光照强度应在500勒克斯以下，而针对书面文件或键盘的光照强度应在300勒克斯以上。另外，应当尽可能减小显示器荧屏的亮度，以及书面文件或键盘表面的亮度与周围亮度的差距。

┌─ 小贴士 ─────────────────────────┐

手机老视和视频终端综合征是现代病，要有防蓝光措施。

└──────────────────────┘

一般大家都没有意识到，电脑显示器荧屏的亮度在1000勒克斯以上。为此，要将其亮度降至500勒克斯以下，并保持房间明亮。

🖥 有必要采取措施防蓝光吗？

电脑显示器或手机发出的蓝光对眼睛会产生不良影响，能引起衰老性黄斑变性和视网膜障碍等疾病。

据推测，蓝光可以与眼睛中产生能量的线粒体发生作用，从而导致活性氧积存，给视网膜带来损害。

据说，市面上有些眼镜可以隔离从显示器散发出来的蓝光，只是对这种效果，科学上还没有明确的证明。蓝光对眼睛有害，这是可以确定的，所以尝试一下也无妨。

同样，大家都知道，阳光中所含的紫外线对眼睛也有不利影响。太阳镜、其他眼镜或隐形眼镜都有隔离紫外线的功能，打高尔夫球时可好好利用这些器械。

06 | 佩戴隐形眼镜的正确方法

隐形眼镜是医疗器械，使用时需遵守基本规范

现在，佩戴隐形眼镜的日本人已超过2 000万，对视力较低的人来说，隐形眼镜是必不可少的。

简单来说，可以先从软硬度上来区分隐形眼镜的种类。根据美国食品药品监督管理局（FDA）的规定，可以根据隐形眼镜的含水率和离子性，在原材料的软硬度上对其做分类。现在，日本人经常使用的是硬性隐形眼镜和软性隐形眼镜，还有所谓的一次性、可频繁更换的类型。

对佩戴者来说，隐形眼镜与日常生活关系紧密，但还是有很多人对其抱有抵触的心理。隐形眼镜是直接放入眼中的医疗器械，所以还是不要忘记使用时的基本操作规范。虽然现在无需医生开具的诊疗单也能买到隐形眼镜，但是佩戴隐形眼镜有可能会引发眼部疾病，并且选择的镜片度数如果与自身情况不符，就会对眼睛带来伤害。所以，未经眼科医生诊断确认可以佩戴的人，不推荐佩戴。

┌─ 小贴士 ──────────────────────
│
│   **建议佩戴一日型一次性隐形眼镜，**
│   **每周确定一天不佩戴隐形眼镜。**
│
└──────────────────────────────

📖 谨防微生物与细菌感染

在使用隐形眼镜过程中，最需要引起注意的是，绝对不能用自来水清洗镜片。

自来水中有可能生活着一种名为棘阿米巴原虫的微生物。清洗镜片时，它们会附着在镜片上，一旦侵入眼球，就会引起角膜炎。角膜炎严重时，会导致眼睛失明，需要移植角膜治疗。

此外，请避免用自来水直接清洗眼睛。过去从泳池出来后，我们都会看到旁边配备有专门用来放水洗眼睛的自来水管，但自从知道自来水中存在棘阿米巴原虫后，这些水管几乎全被撤去了。

定期更换隐形眼镜是很重要的。长时间佩戴隐形眼镜，往往不知何时镜片上就会隐藏细菌，进而引起感染。这种情况十分常见。如果佩戴的不是一日型一次性隐形眼镜，而是普通的隐形眼镜，几个月就需更换一次。

另外，佩戴隐形眼镜容易引发干眼症，所以很多人都在滴眼药水，但只可滴隐形眼镜专用的眼药水。佩戴隐形眼镜时能够使用的眼药水，属于没有添加防腐剂的类型。

🔲 每周确定一天不佩戴隐形眼镜

还需要注意的是，佩戴隐形眼镜容易引发过敏反应和结膜炎。如果出现上述症状，请立即停用并对症治疗。

佩戴隐形眼镜给生活带来方便，但长期佩戴会导致角膜的氧气供应不足，角膜的内皮细胞减少，容易形成干眼症。当然，现在的隐形眼镜质量要比过去好很多，对此不需要过度担心。但如果出现眼睛变红、眼疲劳等症状，还是停止使用一段时间为好。最好的方法是，每周确定一天不佩戴隐形眼镜，而是用普通眼镜代替。

🔲 建议佩戴一日型一次性隐形眼镜

每天都佩戴新的隐形眼镜，就不容易引发细菌感染，也可以配合使用干眼症眼药水。一日型一次性隐形眼镜虽然有性价比较低等缺点，但重要的是它能够保持眼部健康。

佩戴过一日型隐形眼镜的人需要注意：如果先前佩戴过一日型隐形眼镜，在改为佩戴半月型隐形眼镜时，不要误认为后者"能够佩戴14次"。其实半月型隐形眼镜不是指能够使用14次，而是指使用期限在开封之后的半月之内。如果弄错了这一点，想着自己的半月型只用过几次，就将其保留数月之久，中途改为佩戴一日型隐形眼镜，半月型就会于不知不觉间滋生细菌，再次佩戴时就会引发眼睛感染。这样的事例不断出现，一定要加以注意。

07 | 选择市面上销售的眼药水的方法

📺 最让人放心的眼药水是"人工泪液"

在市面上销售的眼药水中，最让人放心的是人工泪液眼药水。它们只是泪液，虽然没有什么坏处，但是其作用也谈不上好到哪里。还有添加了维生素的眼药水，这些维生素的功能大致类似于补品。

人们往往是在眼睛充血的时候才使用眼药水。对此，我并不建议选择抑制充血的眼药水。这样的眼药水虽然强行抑制了眼睛充血，但没有解决根本问题。所以，眼科医生一般不开具抑制充血的眼药水。腹泻是为了将致病的细菌排出体外，这时如果用止泻药抑制，就会让细菌滞留在体内。这与使用抑制充血的眼药水导致负面作用的道理是一样的。

此外，市面上销售的眼药水大都添加了防腐剂。防腐剂对人体没有好处，对佩戴隐形眼镜的人来说，要尽可能选择不含防腐剂的眼药水。没有添加防腐剂的眼药水一般分量很少，可以据此进行鉴别。

像乐松（loxonin）这种过去只能在医疗机构买到的药品，现在也进入市场，被制成眼药水。其效果很强，所以最好选择这种药品。市面上销售的药品中，"第1类医药品①"的效果是最好的。

清凉型眼药水能缓解眼疲劳吗？

眼睛感到疲劳时，很多人都会使用有清凉冰爽感的清凉型眼药水。很多宣传机构也宣称，清凉型眼药水对缓解眼疲劳有效，真的是这样吗？

其实，清凉型眼药水并没有改善眼疲劳的作用。只不过是它带给人的凉意让人认为有效罢了。

因紫外线照射而引发眼睛炎症，可以使用具有消炎作用的类固醇眼药水，其效果很好。

冬天在享受滑雪快感时如果没有佩戴墨镜或护目镜，停止滑雪后眼睛可能会出现结膜充血、有异物感、流泪、眼痛、目眩等症状。这些由于阳光中的紫外线在雪地上强烈反射刺激眼睛而造成的伤害，被称为雪盲。这时可看到角膜表面呈晒伤状态。在电焊工人的眼睛里或夏天在海水浴场游泳的人的眼睛里也经常出现这种情况。

---

① 第1类医药品：日本非处方药的一个类别。日本非处方药主要分为五大类：要指导医药品、第1类医药品、指定第2类医药品、第2类医药品、第3类医药品。

━━ 小贴士 ━━

有些眼药水的效果很好，但要注意是否添加了防腐剂。

如果因紫外线的强烈照射而导致眼部不适，请不要迟疑，立刻去眼科医生那儿诊治。

注意眼药水的保存条件和保质期限

很多人都在为如何保存眼药水而苦恼。可能有些人觉得不论什么眼药水，放进冰箱总没问题。只是，除了提示"需要冷藏"的眼药水，其他眼药水其实没有必要放在冰箱里冷藏。眼科医生开具的眼药水，有些是需要冷藏的，有些是可以在常温下保存的。

眼药水的保存方法非常重要，所以要仔细阅读说明书，按照说明书上的方法保存。如果写着"避免阳光直射"，只要避开阳光在常温下保存即可。

我建议使用没有添加防腐剂的眼药水，且其有效期应该在开封之后的10天到1个月之间。一定要检查有效期，绝对不能使用过效药品。

08 | 有效缓解眼疲劳的 6 种营养素

可以缓解眼疲劳的 6 种具有代表性的营养素

为了缓解眼疲劳，可以采取摄取特定的营养素的方法。下面介绍6种具有代表性的营养素，并介绍一些富含这些营养素的食品。

（1）欧米伽-3脂肪酸

欧米伽-3脂肪酸具有改善干眼症、预防因年龄增大而引起的老视、眼疲劳等的作用。过去就被公认有益健康的DHA（二十二碳六烯酸）与EPA（二十碳五烯酸）等脂肪酸就属于欧米伽-3系列脂肪酸。欧米伽-3脂肪酸还能够激活大脑、清理血液垃圾，对预防生活方式病也有好处。

对职场人士来说有一个好消息，那就是含有欧米伽-3脂肪酸的食物作为下酒菜味道都很好，如沙丁鱼、鲱鱼、青花鱼、金枪鱼等鱼类，以及银杏、花生、核桃、腰果等干果。它们都富含欧米伽-3脂肪酸，如果去饭馆，一定要多吃这些菜肴。

（2）花青素

蓝莓、红薯、黑醋、红酒等食物中均富含花青素。花青素是一种具有抗氧化作用的多酚类化合物，对于预防衰老是不可或缺的物质。它还有改善血液循环、缓解并调节睫状肌紧张、改善老视及眼疲劳的作用。此外，它还有提升眼睛适应暗处的能力（暗适应）、恢复正常的能力等作用。

因长时间盯着电脑荧屏而导致眼疲劳的人，一定要多摄取花青素。

（3）白藜芦醇

白藜芦醇也是一种多酚类化合物，是最近才受到关注的一种抗氧化物。因它的作用引人瞩目，所以一段时间以来，有关红酒对身体有好处的说法得以大范围传播。

白藜芦醇可以缓解导致眼疲劳的睫状肌紧张，改善对焦功能。此外，它具有扩张眼部血管、改善糖尿病视网膜病变（DR）的作用也得到证实。

白藜芦醇不仅对眼睛有益，据说还有改善动脉硬化、控制高血压、治疗癌症的作用，建议多多摄取。一天喝2杯左右的红酒，所摄取的白藜芦醇量刚好是人体所需的量。

除红酒之外，花生衣、可可等食物中也富含白藜芦醇。不喝酒的人可以多摄取这一类食物。

┌─ 小贴士 ─────────────────────

能够缓解眼疲劳的营养素，蕴含在多种多样的食物之中。

└────────────────────────

（4）虾青素

三文鱼或红鱼肉、鲑鱼卵，以及虾、蟹、贝类富含虾青素，虾青素具有抗氧化作用，可以抗衰老、抑制白内障等眼部老化疾病。

虾青素对抑制肿瘤发生、防止动脉硬化、控制高血压也有作用，而且它还可以淡化皮肤上的斑点，所以被认为是女性养颜的好伙伴。

（5）牛磺酸

章鱼、乌贼及牡蛎、花蛤、扇贝、海螺等生物中富含牛磺酸。牛磺酸是一种氨基酸，具有改善肝功能、稳定血压的作用。我们经常可看到，一些能量饮料或补剂上写着"添加牛磺酸"，这是因为牛磺酸能让肝功能增强，有助于缓解疲劳。

据说，牛磺酸有预防白内障发展的作用。此外，牛磺酸还能够稍微抑制衰老性黄斑变性、视网膜障碍等疾病。

（6）色氨酸

睡眠质量与眼疲劳直接相关，色氨酸是一种可以改善睡眠质量的氨基酸。色氨酸可以衍生具有安神作用的血清素，所以具有改善失眠的作用。在摄取16小时后，色氨酸才能变成血清素，所以想在夜间睡得好，建议在早上摄取食物。

鸡蛋、肉类、乳制品、香蕉、大豆等食物中富含色氨酸，所以早饭多吃鸡蛋和乳制品，效果更好。

第四章
高效的饮食方式

　　对于包括人类在内的所有动物来说，唯一的能量来源就是从口中摄取的食物。为保证健康生活，有必要从食物所含的营养物质中获取能量，调整身体状况。

　　可以按照营养物质的作用和性质将其分为五种，即蛋白质、脂肪、糖类、矿物质和维生素，它们被称为"五大营养物质"。其中，蛋白质、脂肪、糖类是维持生命正常功能的保证，被称为"三大营养物质"，它们可以为身体提供活动所需要的能量。本书的主旨是介绍休息法与消除疲劳的方法，但营养物质对服务这一主旨也具有重要意义。

　　食物本应是日常生活的能量来源，但如果摄取方法错误或过于不均衡，就会引起身体疲劳，诱发疾病。接下来，我介绍在每天的饮食生活中应该注意的事项，以治愈身心、让人充满活力。

01 | 依靠饮食恢复元气

对缓解疲劳有作用，而且在饮食店就能吃到的营养物质有哪些呢？

对于劳碌的职场人士来说，抽时间思考每天要买哪些菜，然后进行烹饪，想必是十分困难的。但是在一些饮食店就可以买到能够帮助所有人轻松缓解疲劳的食品。

为了让大家能够在饮食店各种各样的食品中做出正确的选择，下面推荐一些对缓解疲劳有用的营养物质，以及富含这些营养物质的食品。

① 血清素（色氨酸）：一种与身心安定、内心平和相关的激素，有让人放松的作用。有关食品：饭团（纳豆、鲑鱼）、关东煮（鸡蛋、牛筋、炸豆腐丸子）等。

② 维生素B_6：有促进血清素合成的作用。有关食品：袋装盐烤鲑鱼、鲑鱼干、饭团（腌制金枪鱼、葱花金枪鱼）、寿司（三文鱼、金枪鱼）等。

③ DHA和EPA：有缓解大脑疲劳的作用。有关食品：袋装盐烤青花鱼、烤秋刀鱼罐头、红烧沙丁鱼罐头、沙丁鱼片等。

④ 钙：有安定精神的作用。有关食品：加工干酪、樱花虾

饼、小鱼干、卡芒贝尔奶酪等。

⑤ 镁：有调节肌肉功能的作用。有关食品：带有裙带菜的味噌汤、玄米饭团、杏仁、腰果、花生等。

用鸡胸肉、金枪鱼、鲣鱼打造不易疲劳的身体

燕子和野鸭等候鸟需要从遥远的北国或南国持续飞越漫长的距离，金枪鱼和沙丁鱼等鱼类出生之后一刻也没有停止过游动。对此，大家会不会感到奇怪：它们为什么不累？为什么不需要休息呢？

它们的秘密武器就是咪唑二肽。在需要定期长距离移动的候鸟体内，或在睡眠时也保持游动的洄游鱼类体内都含有这种缓解疲劳的物质。咪唑二肽具有强效抗氧化、缓解疲劳的作用。

人体在将食物转化为能量时需要摄入氧气，其中，有低于10%的氧气会成为活性氧。活性氧是一种反应性很强的化合物。

适量的活性氧不一定会对身体造成损害，还能保护细胞免受细菌的伤害。但过量活性氧会对正常的细胞、血管、肌肉等带来伤害，从而导致身体功能低下。这也是产生疲劳的一大原因。

咪唑二肽能够抑制活性氧，每人每天摄取200~400毫克咪唑二肽比较理想。鸡胸肉、金枪鱼、鲣鱼等富含咪唑二肽，多

┌─ 小贴士 ─
│ **有些食物含有能够缓解疲劳的物质，**
│ **在饮食店里就能轻松吃到。**
└

摄取由它们制作的食物能够打造不易疲劳的身体。

咪唑二肽是水溶性的，所以建议将食材做成汤或做成砂锅菜，这样能够喝到溶解出来的所有营养物质。另外，能够避免水分流失的烧烤方式对摄取食物的营养物质也不错。

02 | 早餐可以吃让身体不易疲劳的生鸡蛋拌饭（TKG）

📖 吃早餐能让体内昼夜节律变得准确

吃不吃早餐是一件非常重要的事。我想，很多职场人士可能于不知不觉间就简化了早餐的程序，甚至几乎不吃早餐。

综合各种因素考虑，每天吃一顿合适的早餐无疑对身体更有好处。

首先，吃早餐能够减肥。从休息的角度来看，用餐的模式对体内昼夜节律的时间设定有很大影响。吃一顿合适的早餐，能够让体内昼夜节律准确地运转起来。

吃一顿合适的早餐且一日三餐营养均衡的人，肝脏的昼夜节律会提前。不吃早餐的人，用餐时间在一天之内会向后推迟，所以体内昼夜节律也向后推迟了。也就是说，越是不吃早餐的人，体内昼夜节律越有可能变成夜晚型，导致晚上难以入睡。

┌─── 小贴士 ─────────────────

每天都应吃早餐，推荐吃生鸡蛋拌饭。

└─────────────────────

🔲 **通过吃生鸡蛋拌饭，摄取幸福激素**

早餐时吃些什么好呢？我向各位推荐生鸡蛋拌饭。把饭盛好，打入鸡蛋，再滴上酱油，这就做好了。能够轻松完成的美味生鸡蛋拌饭是日本的代表性早餐，具有缓解疲劳的作用。

鸡蛋的蛋白质中富含色氨酸，它进入体内后会产生血清素。血清素是三大神经传递物质之一，具有放松身体、安定心情的作用。因此，血清素也有"幸福激素"的别称。

在交感神经占据优势的白天，食物在体内会尽可能地产生血清素，所以从战略角度来说，早上通过生鸡蛋拌饭摄取色氨酸，效果更明显。

制作生鸡蛋拌饭，不用开火就能简单完成，即使是忙碌的职场人士也能快速地吃上早饭。早上通过生鸡蛋拌饭摄取色氨酸，按下一天的开始键，养成习惯，就能调整身体的节律，自然就养成了不易疲劳的身体。

03 | 通过午餐提升工作表现

借助午餐这一时机可以提高工作效率

众所周知，一般来说，工作进展顺利、效率最高的时间段是头脑清醒的上午。相反，午餐过后人总是昏昏欲睡，工作难以取得进展。想必大家都有过这种体验。有没有能够清除午饭后的困倦感、提高工作效率的方法呢？

我在哈佛大学研究学问期间，每到吃午餐时，总是尽量在晚一点的时候去吃。这样做就是为了延长最能集中精神的上午的时间。

还有，为了防止午餐后打瞌睡，我会减少对碳水化合物的摄取，还会尽量在午餐之后安排做不用太动脑的实验。

进餐后犯困的原因主要有两点：其一，为消化食物，血液集中在消化器官中，脑中的血液循环减少了；其二，餐后出现了低血糖。

对于第一点，谁也没有办法解决；但对于第二点，只要下功夫就能在一定程度上预防。进餐后，血糖浓度一定会上升一次，但如果血糖浓度上升过程过于剧烈，胰脏分泌的胰岛素就会过剩，由此就会导致血糖偏低。

┌─ 小贴士 ─

午餐不要摄入过多碳水化合物，要多吃蔬菜。

所谓低血糖，是指血液中葡萄糖浓度过低。葡萄糖是大脑活动时必不可少的成分，一旦出现低血糖，大脑的活动能力就会下降，人就会变得昏昏欲睡。

进餐后血糖浓度急剧上升的原因是，食物在体内被消化、分解，产生了大量的葡萄糖。这表明，如果在午餐时注意食物的摄取方法，就能调节进餐后胰岛素的分泌，从而预防低血糖。

午餐时不要只吃咖喱饭、拉面、蛋糕、面包、乌冬面等以碳水化合物为主的食品，注意一定要吃些蔬菜，而且要切记的是，先吃蔬菜。这样就能减缓血糖浓度的上升速度。

另外，拉面配饭、乌冬面配饭团等，这种将碳水化合物结合起来双重摄取的做法也是引起血糖浓度急剧上升的原因，需要引起注意。

为了提升工作效率，首先就要调整好身体状态。用餐时注意血糖变化，预防饭后困倦，就可创造工作效率更高的生活。

04 | 控制热量和控制糖，
哪一种更有效？

我们再讨论一下血糖浓度的影响。

过度摄取糖是导致疲劳的原因之一。糖不仅有入口后能尝到甜味的单糖类的葡萄糖（glucose）等，还包括尝不到甜味的多糖类的淀粉等。它们都会使餐后血糖浓度急剧上升。摄取糖过度，血糖浓度就会显著上升，为了降低血糖浓度，胰脏就会分泌大量胰岛素，导致血糖浓度迅速降到正常范围以下，这样脑中的葡萄糖浓度也降低了，即出现了低血糖。这种低血糖状态会引起自主神经功能紊乱，让人疲劳、没有干劲、无法集中注意力、困倦欲睡。

体内糖过多导致疲劳的原因，还有就是糖与水结合所带来的短期内体重增加。在摄取过多糖的同时体内也在积蓄水，水使身体变重，导致水肿，从而带来倦怠感。

摄取糖时，既要注意选择不会使血糖浓度急剧上升的低血糖生成指数（GI）的食品，也要注意对这类食品不要摄取过

餐后血糖浓度变化

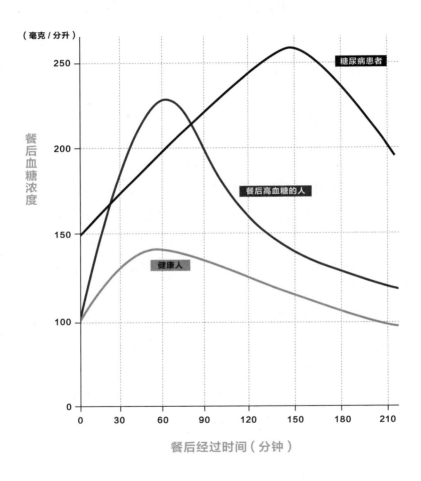

（毫克/分升）

餐后血糖浓度

餐后经过时间（分钟）

糖尿病患者

餐后高血糖的人

健康人

来源: http://www.meiyokai.or.jp/kenshin/vol8.

量。当然，针对完全不摄取糖的饮食方式，现在已被指出其会带来各种各样的弊端，需要注意。

为了打造不易疲劳的身体，控制过度摄取糖（以下简称"控糖"）无疑是很重要的。至于控糖的效果，现在民间有很多观点认为，控糖对健康有许多益处，减肥就颇具代表性，其效果备受瞩目。

对此，过去那些主张控制热量的人（以下称"控制热量派"）与控糖派之间针对对方的控制效果和弊端展开了激烈的论战。

首先，我们来看一下控制热量派的观点。

一项在小鼠身上做的实验结果显示，对学习能力低下、处于衰老进程中的小鼠进行热量限制，在早期能够改善其学习能力。作为对比，持续保持高脂肪、高蛋白饮食，即高热量、低糖饮食的小鼠，学习能力并没有得到改善。虽然该实验对象为动物，但如果将实验中改善学习能力这一做法应用于人类，就可以通过控制热量来抑制认知障碍等疾病，靠控糖则很难取得这样的效果。

控制热量派认为，在实验动物身上控制了30%的热量摄入，但对人类来说仅需控制5%～10%的热量摄入就会有效果。他们还指出，控糖的同时摄入的热量也降低了，这样做只不过是起到了限制体重的效果。而且，摄入高脂肪的控糖饮食会对神经系统产生影响，如果不限制摄入热量，反而会诱发肥胖。此外，

—— 小贴士 ——

虽然应该避免过量摄取糖，但控糖并不是万能的。

他们还提出警告，血液中的脂肪一旦增加，就有可能导致患心脏疾病的风险增加。

接着，我们来看一下控糖派的观点。与控制热量派相对，控糖派强调，如果伴随着训练进行控糖，就能在去脂体重（LBM）不下降的情况下控制体重。将体重减去体脂重量，得到的重量就是去脂体重。也就是说，去脂体重是肌肉、骨骼和内脏等的总重量。在减肥时，这部分重量不应该减少，因为它是身体的重要组成部分。

在不限制蛋白质摄取的控糖饮食中，肌肉和骨骼不会减少，也就不易患上运动障碍症候群，而这种疾病正是高龄者需要注意的。

控糖饮食可以降低血糖，有控制糖尿病的作用，还有抗氧化的作用，所以对其抗衰老的作用，值得期待。

此外，已经得到证明的控糖的优点有：减轻尿毒素负荷、控制血压、控制磷酸盐、改善胰岛素的敏感性等。

有关控糖本身带来的问题，目前还缺乏足够的证据来证明。此外，在控糖时容易摄入过多蛋白质或脂肪，需要极其精细地管理饮食。

另外，与上述控糖派的主张相矛盾的是，有数据显示控糖会导致肌肉量减少。还有观点认为，控糖会导致心脏病易发，但这一观点还没有得到证明。

05 | 食用油对身体有益还是有害?

食用油到底是什么?

蛋白质、脂肪、糖类为人类的身体活动提供必需的能量，被称为"三大营养物质"。食用油中富含脂肪。

通过进食摄取的脂肪在体内分解，形成脂肪酸。脂肪酸大致可以分为饱和脂肪酸和不饱和脂肪酸两类，不饱和脂肪酸又分为欧米伽-9、欧米伽-6和欧米伽-3系列。

欧米伽-9是一价不饱和脂肪酸，以在橄榄油中含量丰富而闻名。欧米伽-9有激活身体细胞和大脑、减少低密度脂蛋白胆固醇（LDL）、使血液变得清爽的作用，是我们应该积极摄取的不饱和脂肪酸之一。

需要注意欧米伽-6

欧米伽-6和欧米伽-3均不能在体内合成，只能从食物中摄取，但它们是维持生命不可缺少的脂肪酸。平时我们吃到的食用油，几乎都是含欧米伽-6的食用油。

这里需要注意一点，虽然欧米伽-6和欧米伽-3都是人体必

┌─── 小贴士 ───
│ **油类中有需要积极摄取的不饱和脂肪酸，**
│ **也有需要引起注意的不饱和脂肪酸。**
└────────────

需的不饱和脂肪酸，但它们的性质完全相反。

欧米伽-6虽然是维持生命的不可或缺的不饱和脂肪酸，但它会使血液变得黏稠、加重体内炎症，过度摄入还会使生活方式病进一步恶化。它的这一性质与饱和脂肪酸一致。此外，欧米伽-6会诱发过敏症状，是过敏性皮肤病和花粉症的诱因之一。在减肥方面，欧米伽-6会削弱瘦素的作用，使人的体质逐渐成为易胖体质。红花籽油、玉米油、芝麻油、色拉油、蛋黄酱中含有欧米伽-6，在摄取这些食物时需要注意进食量。

与欧米伽-6相反，欧米伽-3具有让血液变得清爽、软化细胞膜、抑制炎症的作用。青花鱼、沙丁鱼等鱼类，核桃、杏仁等坚果，亚麻仁油（flaxseed oil）和紫苏油中富含欧米伽-3，建议积极摄取这些食物。

摄取欧米伽-3和欧米伽-6的理想比例为1：4，但现代人摄取的比例为1：10到1：50，欧米伽-6的占比极高。

对那些没有吃鱼习惯的人来说，摄取欧米伽-3的量几乎为零。

06 | 推荐的饮食方式与需要避免的饮食方式

晚上喝酸奶比早上喝更好

有些人喜欢早餐时喝酸奶，很少有人有晚上喝酸奶的习惯。但从消除疲劳的角度来看，晚上才是摄取酸奶的最佳时机，因为酸奶中富含具有安定精神作用的钙。而且，酸奶中还含有可以促进钙吸收的酪蛋白磷酸肽（CPP）。所以比起小鱼、蔬菜中所含的钙，酸奶中的钙更易被人体吸收。还有，晚上喝酸奶有助于有益菌在人的睡眠期间工作，让人在早上起床后排便更加顺畅。

为了防止摄入过多的糖，比起加糖酸奶，我更建议选择原味酸奶。如果想让酸奶喝起来更甜，可以在酸奶中加上香蕉。这样可同时摄入香蕉中所含的钾、酸奶中所含的酪蛋白，能降低血压。不过，香蕉中也含有果糖、蔗糖、淀粉等糖类，所以每次喝酸奶时加入四分之一根香蕉即可。

甜酒①中含有丰富的维生素B_6，不仅能增强免疫力，还有抗氧化的作用，推荐食用。

白天吃烤肉比晚上吃更好

加班终于结束，吃顿烤肉来补充体力吧！吃饱喝足，消除疲劳！但第二天早上起来，总觉得浑身疲惫……大家有过这样的体验吗？

可能有人会因此感到惆怅："看来是我老了。"其实，产生这种疲惫感并不是因为年龄增长。瘦肉能够提供与能量产生有关的蛋白质和铁，是优质食材，但不易被消化吸收。如果在晚上摄入过多的瘦肉，肠胃在人的睡眠期间就会活跃地工作，从而使身体一直处于清醒状态，这才是起床后感到疲惫的原因。

蛋白质在被摄取之后能够在胃中存留约4小时，油脂则能够存留9小时。因此，要使烤肉完全被消化吸收，需要近12小时的时间。

这样想来，实际上人们更适合在午餐时吃烤肉。这样白天吃过之后，晚上就能让肠胃休息一下了。很多人觉得，牛肉、牛排，以及鱼类、贝类等肉类食物就应该在晚上吃。我们不妨先放弃这种想法，尽可能地在午餐时食用这类食物，这样第二

---

① 甜酒：日本的一种类型的酒。

小贴士

晚上喝酸奶，白天吃烤肉，时间太晚不要吃拉面。

天起床时就会感到疲劳减轻了，建议大家尝试一下。

避免在酒局结束后吃拉面

大家在酒局上情绪高涨，最后去拉面店吃碗拉面就回家……想必职场人士都有过这种经历。那么，为什么喝了酒之后就想吃拉面呢？

原因在于血糖值的变动。酒精进入体内后被肝脏分解，分解时需要消耗血糖，由此导致血糖浓度下降，让人产生空腹感。

虽然喝酒之后在拉面店畅谈时气氛往往会格外热烈，但为了让身体得到休息，最好还是不要在深夜时吃拉面。尽管当晚还是兴高采烈的样子，但早上起床后胃其实已筋疲力尽，人也会感到恶心。诱发这种状况的原因就是最后那一碗拉面。深夜进食后立刻躺在床上，胃酸逆流，很有可能引发反流性食管炎。此外，睡眠期间，人的脉搏减慢，血压降低，能够提供给消化器官的血液减少，限制了肠胃运动，为此第二天会有腹胀的感觉。

　　从晚餐到就寝，其间要留出3小时，这是为了让消化器官得到休息。虽然可能略有遗憾，但还是要避免用一碗拉面给酒局画上句号。

07 ｜ 推荐无麸质饮食

谷蛋白过敏症呈增加趋势

最近，你可能总是感到容易累，不管休息多久，还是不能摆脱疲劳的感觉。对此，你可能也是谷蛋白过敏症患者。

近年来，谷蛋白过敏症患者人数呈现增加趋势，谷蛋白过敏症的关注度突然提升。人们开始了解谷蛋白过敏症，是因为它会引发各种各样的症状。

频繁地头痛、目眩、身体乏力、状态不好、心情阴郁……如果你也有这些症状，建议去医院做一次过敏症检查。吃过由面粉制作的食物之后出现这些症状的人要格外注意。

德约科维奇都在使用的无麸质饮食

日本职业网球运动员锦织圭在网球比赛中与世界各大高手过招，他的出色表现令比赛备受瞩目。2014年，在美国网球公开赛上，锦织圭夺得男子单打亚军。当时，在半决赛中，他殊死一战，击败后来（2017年5月）排名世界第二的诺瓦克·德约科维奇。

德约科维奇是全世界公认的顶尖运动员。他的成绩突飞猛进，与采用一种新的饮食方式不无关系。这种方式就是无麸质饮食。现在，许多一流运动员都开始采用无麸质饮食。

什么是无麸质饮食？

无麸质饮食，也称为无谷蛋白饮食。谷蛋白是指小麦、大麦、黑麦等谷物中所含的蛋白质。它能让食物柔软且富有弹性，在制作的面食中是必不可少的成分。

事实上，很多人都没有意识到自己对谷蛋白过敏，以致吃了由面粉等制作的食物之后出现气喘不止等各种各样的身体不适的状况。

德约科维奇就是谷蛋白过敏症患者。他拒绝了面包、意面等所有由面粉制作的含有谷蛋白的食物，改为无麸质饮食，得以重获健康。

无麸质饮食的效果

德约科维奇拒绝所有由面粉制作的食物，采用无麸质饮食后，经过一周时间，他的身体发生了如下变化：身体变轻，干劲十足；体重下降；大脑不再昏沉，思维敏捷清晰；困扰多年的鼻塞消失。连续14天进行无麸质饮食之后，他尝试着再次摄取含有谷蛋白的食物。结果,以目眩为代表的各种身体不适又立刻出现了。

虽然很难自我感知谷蛋白过敏,但据说"5人中就有1人是谷蛋白过敏症患者"。如果一直觉得身体沉重、底气不足,人们往往会贸然地认为"这是压力导致的",实际上,真正的罪魁祸首可能就是谷蛋白(过敏)。仅需14天,不妨尝试一下远离由面粉制作的食物吧。

无麸质饮食也非常适合减肥

除了不产生过敏症状,无麸质饮食还会带来很多好处。

面粉中富含糖,由其制作的食物进入体内会引起血糖浓度急速上升。为此,体内大量的脂肪细胞进入血液中,吸收血糖,体积扩增,结果引发肥胖。

反过来想想,如果不吃由面粉制作的食物,就不会引起血糖浓度飙升,体内的脂肪细胞也就不会进入血液中,身体也就不容易发胖了。

事实上,德约科维奇自从采取无麸质饮食,原本一直减不下来的体重下降了5千克,身体变得更轻盈了。

无麸质饮食能让人健康减肥,对减肥人士来说是一种值得推荐的方式。

以下为富含谷蛋白的食物,供大家参考:

┌─ 小贴士 ─────────────────────────

**对谷蛋白过敏者，在饮食中避免摄入谷蛋白，
能够取得各种预期的效果。**

面包、意面等由面粉制作的食物，油炸食物酥脆的表皮，蛋糕、甜甜圈等由面粉制作的甜食，曲奇、薄脆饼干等零食，啤酒等由麦芽酿造的酒精饮料，酱油、味噌等调味品，加工的干酪，速溶茶粉、速溶咖啡。

08 | 验证与饮食相关的传闻

击败大脑老化的地中海式饮食

比起过去，最近有更多人觉得自己变得健忘了，就连我自己也快完全记不住他人的名字了，真让人发愁。

健忘是由大脑认知功能低下引起的。随着年龄增长，认知功能逐渐降低，这在一定程度上来说是无法避免的事。

但是，有报告显示某些饮食方式可以抑制认知功能降低。它就是最近热度不断攀升的"地中海式饮食"[①]。

地中海式饮食，顾名思义，就是指意大利、西班牙、希腊等地中海沿岸各国的饮食方式。其要点是"多吃时令蔬菜、豆类、水果，适量吃海产品、猪肉、乳制品，少吃红肉，以橄榄油为主要食用油，进餐时适量喝些红酒"。

如果能一边品尝美味的食物和红酒，一边还能提高大脑功能，那真是一举两得。为自己的健忘而烦恼的人，可以尝试采用地中海式饮食。

[①] Singh,B.,et al. "Association of mediterranean diet with mild cognitive impairment and Alzheimer's disease: a systematic review and meta-analysis," *J Alzheimers Dis* 39,271–282 (2014).

🔲 人造甜味剂对身体有害吗？

以"零糖、零热量"为卖点的商品不断增加，清凉饮料是其中的主力军。即使不是刻意减肥的人，想必也会下意识地选择这类商品。

但是，"零糖、零热量"与"添加的人造甜味剂"之间几乎可以画等号。那么，人造甜味剂对身体到底有没有害处呢？

无热量人工甜味剂（non-caloric artificial sweeteners，NAS）在肥胖成为社会问题的这二三十年间受到人们的广泛关注。使用无热量人工甜味剂，能让人在减少砂糖摄入量的同时还能保留食物的美味，被认为是肥胖人士和糖尿病患者的福音。

目前，美国食品药品监督管理局认证批准的人工甜味剂有安赛蜜、阿斯巴甜、纽甜、糖精、三氯蔗糖五种。其中，阿斯巴甜常被用于无糖可乐饮料中，三氯蔗糖常被用于口香糖中，它们都是生活中常见的人工甜味剂。

我要告诉大家的是，这些人工甜味剂在日常使用时只要不超过日允许摄入量，对一般人来说是没有害处的，这一点已经得到了科学证明。当然，对此仍存在一些引发争议的问题和观点，让人们感到不安，接下来我一一向大家介绍。

大部分选择人工甜味剂来替代砂糖的人应该都是出于防患于未然的心理。至于人工甜味剂是否会对生活方式病造成长期影响，现在还没有定论。

此外，人工甜味剂抗热、抗酸，在体内不会被消化吸收，在小肠、大肠中会直接与菌群相遇。因此，有种观点认为，人工甜味剂会成为有助于有害菌繁殖的营养源。

美国卫生和公众福利部与农业部联合发表的《2015—2020美国居民膳食指南》中规定，每天从糖类中摄取的能量最好在总摄取量的10%以下。如果将糖类替换成人工甜味剂，短期内会降低所摄取的能量，但对长期控制体重是否有影响还不明确。

也就是说，实际上关于人工甜味剂，我们不了解的事情还很多，现在仍无法断言它是有害的还是有益的。最重要的是，要检查自己摄取的总能量和营养平衡，把握好糖类等甜味剂的总摄入量。

要知道，人工甜味剂说到底不过是砂糖的替代品，如果甜味不是必要的，就不要习惯性地多用。人工甜味剂不会对血糖浓度造成影响，所含热量也很低，但也不能因这些而放开了食用那些含有人工甜味剂的食品。

补品对身体有益吗？

对于忙碌的职场人士来说，他们很难保证过上均衡地摄入各种营养成分的饮食生活。有些职场人士随着年龄增长已经感受到了身体的变化，但还是很难有规律地进食，对他们来说，补品就是重要的营养来源。

┌─── 小贴士 ───

推荐地中海式饮食。
人工甜味剂有很多问题尚不明确，还处在灰色地带。

　　比如，血液中的维生素水平个体间存在的差异极大，为了调节维生素水平，就使用维生素类的补品。这是很有好处的。

　　不过，我们必须知道，绝大部分食品类补品食用后的效果还是不能与药品相比，证明前者有效的证据尚不足。

　　虽然摄取维生素类的补品是有好处的，但针对维生素E的摄取，至今仍存在争论。维生素E具有抗氧化作用，能够抑制动脉硬化。但另一方面，人们也认识到，过度摄入维生素E会有副作用。

09 | 符合医学与营养学的
饮酒方式

📱 **休肝日** [①] **有意义吗?**

我想有很多职场人士会通过借酒消愁来追求内心的安宁。
为此,有必要讨论一下正确的饮酒方式。

有些人觉得,只要每周设定一天为休肝日就万事大吉了,
在其他日子里就喝个痛快,就如同每天都是年会⋯⋯只是,这
样下去肝脏可能很快就叫苦不迭了。

如果喝的酒适量,那么可以说"酒是百药之长"。所谓适
量,是指喝到微醺、半醉时的酒量。如果喝的是日本酒 [②],这
个量大约为180~360毫升 [③],所含酒精大约为20~40克。反过来
说,如果能将自己喝的酒的量限制在这个范围,就无需设定休
肝日,每天喝也没有关系。

设定休肝日这种做法,事实上并没有医学依据。每周有一

---

① 休肝日:许多日本人在日常生活中设定的一天。在这一天,他们选择不饮酒,以帮助肝脏得
到休息。所以,休肝日又被称为不饮酒日。
② 日本酒:即清酒,酒精浓度一般在14%~17%。
③ 毫升:原文为"合",是日本用作清酒的容量单位,1合=180毫升。

天不喝酒，让肝脏休息一下，这种做法是否有利于健康，还没有数据可以验证。

喝酒时要注意喝的量

酒对健康会产生何种影响是由酒量与频率决定的。聪明的喝酒方式应当是，每周喝日本酒不超过2 520毫升，并均分到每天。

另外，很多人都有过这种体会：如果很长时间不喝酒，再一次喝时就很容易醉；如果每天都喝，酒量似乎也增加了。确实，有研究显示，如果锻炼成能喝酒（酒精能在体内快速分解）的人，酒的代谢速度会加快30%。

一般来说，180毫升酒的代谢时间平均约为3小时。喝酒的时候考虑到这一点，有计划地计算酒量，就不会给身体留下疲劳，而是轻松享受美酒了。

喝酒前喝牛奶有效吗？

遇到酒局时，在出发之前一口气喝上许多牛奶。这样做后，很多人会说："好，这下准备充分了！"喝酒之前喝牛奶，牛奶会在胃的内壁形成保护膜，也就不容易喝醉……这种观点到底是从什么时候开始流传起来的呢？很可惜的是，这只不过是人云亦云。"喝酒之前喝牛奶",对防止醉酒几乎不起作用。

酒精分子非常小,易溶于水和油,即使牛奶在肠、胃内壁上都形成一层油脂保护膜,酒精也能瞬间通过这层膜,渗透到五脏六腑。

先喝牛奶以防止醉酒,其效果值得质疑,但如果将其作为防止醉酒的一种方法,即避免空腹喝酒,确实有些效果。因为喝酒前先垫垫肚子,能够减缓血液中酒精浓度的上升速度,只不过没有必要非喝牛奶。

📷 换种下酒菜就能延长寿命

在保持健康的同时尽情享用美酒,这绝不是天真的想法。只要掌握了正确的知识,两者就能够兼顾。

为健康戒酒也许听上去很棒,但也失去了人生中的一大乐趣。从精神卫生的角度上来说,忍耐和逞能都是不好的。好不容易生而为人,大家还是应该一边享受人生,一边祈愿健康长寿吧。

适当控制喝酒的量无疑是最重要的,没有必要完全戒酒。比起戒酒,我更希望大家注意对"下酒菜"的选择。

如果我说换种下酒菜就能延长寿命,可能很多人都会惊讶道:"怎么可能?!"但是,我希望大家能够知道,有些下酒菜就是引起高血压和肥胖的原因。另外,下酒菜不同,肥胖和癌症的发病概率也会出现差异。只要稍微改变每天的下酒菜，今后的人生中能够品味的美酒的量就会大不相同。

📷 通过下酒菜摄取蛋白质和维生素

先说结论，好的下酒菜基本都是低热量、高蛋白质。喝酒之后肚子发胀，往往会以为是酒精产生的热量在起作用，但比起酒精本身产生的热量，很多时候下酒菜产生的热量过高才是真正原因。

喜欢喝酒的人，最担心的还是酒精对肝脏等脏器造成的损伤。肝脏是分解酒精的脏器，而蛋白质和维生素能让肝脏功能活跃起来。蛋白质能够修复受损的肝脏，保护胃壁，维生素能够促进乙醛的分解。

具有代表性的高蛋白食品包括肉、海产品、奶酪、牛奶、纳豆等。这些高蛋白的食品，可以在刚开始喝酒时食用，之后最好逐渐减量。比起已经喝酒之后追加下酒菜，为激发内脏活性，更好的做法是先吃下酒菜，待内脏激活之后再接纳酒精的到来。

另外，从防止肥胖的角度来说，比起肉类和油炸食品，具有同样效果的牛奶、奶酪、海产品更加健康。此外，具有代表性的下酒菜还包括生乌贼肉片、烤鱼、柳叶鱼等。

🔲 用坚果替代代表性下酒菜——"干货"

在日本，鱿鱼丝、小鱼干、炸年糕丁等统称为"干货"。喝酒时，这些咸味食品能够衬托出酒的美味，让人一杯接一杯。但请稍等，这些下酒菜可能会使内脏积累脂肪。

总体来说，脂肪多、咸味重的食物是使胆固醇升高的原因。本来酒精就有降低基础代谢活性的作用，再加上大量食用这些干货，就有可能让人形成易胖体质，血管也存在被胆固醇堵塞的危险。当然，并不是所有"干"的东西都很危险，有些我们还应该积极摄入。它们就是坚果。

坚果不仅含有抑制胆固醇形成的不饱和脂肪酸，还富含氨基酸、维生素、矿物质，甚至还能抑制血糖浓度的上升，可以说是消除酒的不良效果的绝佳食物。而且坚果种类丰富，杏仁、腰果、开心果、花生、核桃等，都不容易让人吃腻，这也是其魅力所在。如果重视盐的摄入，可以选择少盐或无盐的坚果。坚果可以说是最优秀的干货选手，可以长期作为美酒的搭档来享受。

🔲 生蔬菜搭配手工制作的酱汁——健康下酒菜

说到对身体有益的食物，就离不开蔬菜。那么，蔬菜能做下酒菜吗？

可能很多人一听说酒精与生蔬菜组合就觉得很难接受。因为就生蔬菜来说，有些有点苦，有些有点酸，有些还有点甜，想和酒搭配起来确实很困难。

"要是炒过或者烤过，蔬菜就变得容易入口了，这样就能做下酒菜。"有些人可能抱有这种想法。这当然没有错，但蔬菜加热之后，其中非常重要的维生素就遭到破坏。为了不让那些重要的营养物质流失，在这里，我向大家介绍生吃蔬菜的方法。

首先，将蔬菜切成条状等方便食用的形状。接着，在蛋黄酱、酸奶油或味噌等酱汁中加入香辛料，混合至奶油状。这样就可以用切好的蔬菜条蘸着吃了。

在蛋黄酱中加入荷兰芹或罗勒等香草（herb），制成自己喜欢的酱汁。它不仅能做下酒菜，也能在早餐时食用。做这样的下酒菜不花什么工夫，制作简单，吃下去又健康。

▶ "啤酒配毛豆"，十分科学

说起喝啤酒，那一定就得有毛豆！它们的组合无论是在小酒馆还是在家庭中都是固定搭配。实际上，从健康的角度来说，毛豆作为喝啤酒时的下酒菜也是最合适的。

毛豆是豆科大豆属的植物，是大豆成熟前的嫩果实，可以食用。虽然都是大豆，但成熟后的大豆中几乎不含维生素C，而毛豆中富含维生素C。

─── 小贴士 ───

要注意喝酒的量和下酒菜。每周一次的休肝日，
对护肝并没什么作用；喝酒前喝牛奶对防醉酒也没什么作用。

乙醛是引起宿醉的毒素，而维生素C可以促进乙醛这种毒素的分解。此外，饮酒容易导致体内维生素B_1不足，而毛豆中富含维生素B_1，还含有能降低胆固醇和中性脂肪的皂苷，以及能去除活性氧、抗衰老的大豆异黄酮等。

自己在家里煮毛豆时，要先用盐腌制一下，然后用水充分清洗，再放锅中加入足量的盐水煮。煮好之后，用扇子等扇一扇，就能快速冷却。

毛豆含热量低，营养丰富，还能补充因喝啤酒而流失的盐分，是啤酒的最佳搭档。

10 | 如何保持肝脏健康?

📷 肝脏功能能够通过喝酒锻炼得到加强吗?

"多喝酒就能加强肝脏功能!"也许有很多人相信了这个"都市传说"。如果通过喝酒锻炼就能加强肝脏功能,进而提升酒量,不会宿醉,那真的太好了。但肝脏功能真的能够通过喝酒锻炼加强吗?

现实中,如果一个人本身的酒量很低,通过多次喝酒锻炼,酒量也许能逐渐提升。

一般情况下,通过喝酒进入体内的酒精(乙醇)会在乙醇脱氢酶(ADH)与细胞色素酶P450 2E1(CYP2E1)的作用下分解为有毒的乙醛,然后乙醛在乙醛脱氢酶(ALDH)作用下进行无害化分解。

除了乙醛脱氢酶,微粒体乙醇氧化体系(MEOS)也能在一定程度上分解乙醛。饮酒量增加,通过该体系分解的概率会增加到平时的两倍,可以加速乙醇代谢[1]。

不能喝酒的人通过练习多喝酒而让酒量提升,不是因为肝

---

[1] 梶原干生&石井裕正. 探究饮酒对代谢动态的影响. *Life Style Medicine* 4, 2–9(2010).

脏功能得到了加强，而是微粒体乙醇氧化体系得到了锻炼。所以，请认清，肝脏本身的功能并不会加强。而且，在戒酒几周之后，微粒体乙醇氧化体系就会恢复到原来的状态。

另外，在喝酒时，微粒体乙醇氧化体系有增强药效的作用；在没有乙醇存在时，微粒体乙醇氧化体系会有降低药效的作用。而且，微粒体乙醇氧化体系使用过度，会对肝脏造成损害。

肝脏本身功能不会变强，增强微粒体乙醇氧化体系又产生很多负面作用，所以原本不能喝酒的人练习多喝酒是很危险的。

📰 预防肝脏老化和疾病的方法

随着年龄增长，肝脏细胞的数量逐渐减少、肝脏整体重量减轻，取而代之的是每个肝脏细胞都相对增大了。据研究，从20岁到80岁，男性的肝脏重量会减轻40%，女性的肝脏重量会减轻30%[1]。

虽然不能增强肝脏功能，但有些方法能够略微延缓肝脏老化，防患于未然。

首先，预防动脉硬化。因动脉硬化等原因，流经肝脏的血液一旦减少，就会导致肝脏的供氧量减少，加速细胞损坏。

---

[1] Okudaira,M.,Ikawa,N.,Yasuhara,M.,Kumagai,T.&Kurosu,K. "Liver weight of adult Japanese, especially recent weight values，" *Hepatol Res* 18,95–103 (2000).

肝脏重量随年龄而变化

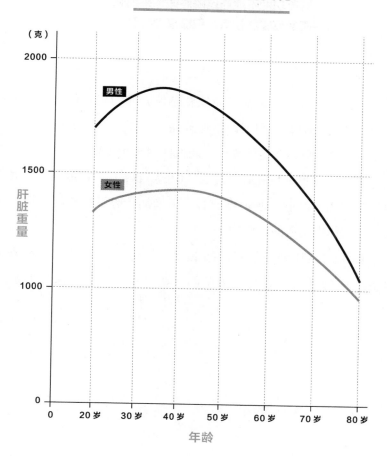

来源: Okudaira, M., Ikawa, N., Yasuhara, M., Kumagai, T. & Kurosu,K. "Liver weight of adult Japanese, especially recent weight values, " *Hepatol Res* 18, 95–103 (2000).

── **小贴士** ───────────

肝脏功能不能通过喝酒锻炼来加强。
应避免高脂肪饮食，积极延缓肝脏老化。

其次，避免肥胖。高脂肪饮食不仅会成为肥胖和脂肪肝的诱因，还会增加老化因子，增加致癌的可能性。如果能在日常生活中尽量避免高脂肪饮食，就能保持健康和年轻。

再次，尽量避免肝脏分泌脱氧胆酸（DCA），它是一种有害胆汁酸。由于肥胖，肠道内的有害菌增加，脱氧胆酸就是这些有害菌在体内制造的致癌物质。

如果内服作为有益胆汁酸的熊脱氧胆酸（UDCA），或大量摄取植物纤维调整肠内细菌的平衡，就可以防止脱氧胆酸增加。

11 | 越乐观的人越不易患痛风

痛风发作时伴随着剧烈的疼痛

痛风发作时伴随着的疼痛几乎能让成年人哭出声来。在工作中参加宴会、接待事务较多的职场人士尤其需要注意。预防痛风，避免尿酸水平升高是很重要的。

尿酸是嘌呤代谢的产物。嘌呤是谷物、肉类、鱼类、蔬菜等食物中都含有的主要的美味成分，这种物质在人体中也能够生成。

通常情况下，尿酸是通过尿液和粪便排出的，但如果尿酸水平过高或排出不畅，在血液中的浓度就会上升。这时，尿酸就会形成结晶体，在脚跟、膝盖、脚踝等关节部分的血管里堆积。一旦结晶体脱落，白细胞为排除结晶体发起吞噬行为，就会引起剧烈的疼痛。

疲劳和压力也是痛风的诱因

过去，痛风被称为"富贵病"，人们容易认为这是在外面吃饭或招待客人时吃了太多美味的食物，以及大腹便便的中老年人才会患的疾病。但其实与其他生活方式病不同，即使是年轻人、体瘦的人也有可能患痛风。

实际上，体重在标准体重以下的患者占到整体患者的一半。

痛风初次发作的年龄大多在30岁以后，患者集中在30～40岁。有些人觉得自己"就是尿酸水平有点高，我还年轻，不碍事"，以致疏忽大意，结果突然发病。

痛风发作的尿酸水平一般认为在7毫克/分升以上。其中，尿酸水平超过7毫克/分升但低于8毫克/分升的患者占10%，超过8毫克/分升但低于9毫克/分升的患者占20%～40%，超过9毫克/分升的患者占50%～60%。如果尿酸水平过高的状况持续4～5年，发作风险就会大大提升。

一般来说，在外用餐多、运动少的人易患痛风，但疲劳和压力也是痛风的诱因。人的身体如果长时间处于紧张状态就会产生异常的能量消耗，代谢变得活跃，体内尿酸水平也会提升。同时，疲劳和压力积累导致身体出现不适，也会阻碍尿酸排出，从而提升尿酸水平。及时消除疲劳和压力，乐观地面对生活，是预防痛风的最佳对策。

有数据显示，越乐观的人越能出人头地。这是因为越乐观的人越不容易生病，经常以胸有成竹的状态面对工作，往往更容易干出成绩来。

第五章
高效的脑科学和心理管理

听到"休息法"三个字，大家可能最先想到的是让大脑之外的身体休息。实际上，让大脑得到休息与让身体其他部分得到休息同等重要——对有些人来说，让大脑得到休息可能更重要。

大脑不仅负责人的思维、精神状态，还主导人体的一切运动。大脑运作时，需要消耗非常多的能量。有种说法称，在人类为了生存而消耗的最低限度的热量（基础代谢）中，仅大脑就占了18%。

如果清醒时让大脑得到充分休息，就能治愈身心，唤醒体内那些战胜艰难险阻的力量。

为了让大脑得到充分休息，我们需要思考一下在何时采取何种行为才能有效振作精神。

精神上的疲劳就如同借钱。如果心里不当回事，觉得"借这一点没关系"，结果复利持续累积，直到有一天如同杯子里的水溢出，超过临界值，就会对身体和心理造成严重的损害。我们需要先下手为强，在精神上的疲劳积累到极限之前，将它们消除。如果了解产生精神疲劳的原因，我们就能在一定程度上控制它。

01 ｜ 何为"正念"？

🔲 正念指的是什么？

现在，"正念"（mindfulness）作为一种调节精神的机制，以及介入医疗现场的一种手段，越来越受到人们的关注。想必今后这种趋势还会越来越明显。

所谓正念，原本是指开放的、不受约束的心灵状态，现在被定义为"有意识地关注当下瞬间的体验，但不做评价，仅仅是单纯地觉察它"。其中的"觉察"是指看、听、闻、品尝、触摸，并进一步感受这些动作带给人的心理反应①。

致力于正念普及活动的越南禅师释一行（Thich Nhat Hanh）在其著作中写道："正念就如同能够了解自己本身，并让自己得以复原的奇迹。好比魔术师表演切断自己的身体，将身体部位分别放在不同的地方，把手放在南边，把胳膊放在东边，把脚放在北边，然后用神奇的力量将它们复原。正念能够瞬间唤回自己分散的心神，重新回到那个原本的自己。"②

正念就是要求做到，中立地接受"发觉"和"当下的体

---

① 日本正念普及协会. http://mindfulness.jp.net/.
② HANH,T.N. "The Miracle of Mindfulness: An Introduction to the Practice of Meditation" (1999).

验"，被当作针对焦虑、恐惧、愤怒等心理痛苦的有效解毒剂。

逐步得到科学证实

正念源自佛教禅修，是冥想的一种形式，即毗婆舍那（Vipassana）冥想。这种冥想在亚洲佛教圈内被视作修行的一环。20世纪后半叶，这种冥想传入欧美各国，卡巴金（Kabat-Zinn）将其整理成体系，并应用于临床[1]。

有种说法称，佛教修行可能有延年益寿的功效，因为禅僧的平均寿命要比普通人的平均寿命长得多[2]。

近年以来，有关正念的效果正在逐渐得到科学证明。根据各种脑功能成像研究得出的报告，正念能够让大脑的前颞叶、前额叶、颞顶交界处产生变化[3]。这些都是与注意力、情感调整、身体感觉和自我体验相关的区域。

此外，如果用磁共振成像（MRI）技术观察每天正念2小时、平均坚持8.6年的人的大脑，就会发现与内脏感觉相关的右脑岛前叶皮层变厚了。一般认为，这是正念使注意身体感觉的能力得到训练的结果。

现在，正念不仅应用于临床，还应用于预防医学、教育、

---

[1] Kabat–Zinn,J. "Full Catastrophe Living (Revised Edition): Using the Wisdom of Your Body and Mind to Face Stress, Pain, and Illness" (2013).

[2] 仲村祯夫. 僧侣（禅僧）的寿命. 老年精神医学杂志: 2011,（22）: 254—255.

[3] 大谷彰. 正念临床讲义. 金刚出版社, 2014: 70—84.

社会福利等广泛领域。

正念对缓解腹痛也有效果

很多人会因紧张或压力而产生便秘、腹泻等症状。这种情况被称作肠易激综合征（irritable bowel syndrome，IBS），主要是对大肠运动及分泌功能异常等疾病的总称。犯病时，即使接受检查也查不出炎症或溃疡等器质性病变的情况并不少见。

据说，这种疾病多发于难以承受压力的20多岁乃至30多岁的年轻人。这种疾病的患者在日本占总人口的10%～20%，属于"常见病"。如果你是管理者，看到自己的下属经常跑向厕所，就可判断他可能患了肠易激综合征。

肠易激综合征可以通过饮食疗法、运动疗法、药物疗法来治疗，但最近正念解压法（mindfulness-based stress reduction，MBSR）的治疗效果备受瞩目。正念解压法是卡巴金确立的，实行起来是一套流程，即采取坐位，通过将注意力集中在呼吸上进入正念，融入瑜伽的技巧，以团体的形式总共进行8周的训练。这样可以促进对"当下"的关注，接受自身的情感和所处的环境，学会处理身心压力及其他问题（自我管理，self-management）。

起初，正念解压法针对的是慢性疼痛的患者，目的是让

┌─ 小贴士 ─────────────────────────────┐

　　正念的临床应用不断推进，对过敏性肠炎或肥胖也有效果。

└───────────────────────────────────┘

　　他们能够"与慢性疼痛共存"。然而，肠易激综合征患者采用正念解压法后，消化系统症状、焦虑及生活品质（quality of life，QOF）均有所改善。有报告称，这种方法对削减医疗成本也有帮助。

　　这种方法有效的原因是，通过正念，对引发肠道症状的焦虑不做反应，在解读身体感受时不破坏腹部的感觉，对于内在感受不做情感上的回应，这样就转移了注意力。

📱 正念对肥胖的影响

　　肥胖的原因多种多样，从精神层面来说，对空腹感、饱腹感、味觉等信号的关注及反应能力低下，当压力过大时，容易将情绪高涨识别为空腹信号，这些也是诱发肥胖的原因。

　　另外，有种观点认为，在消极情绪下人容易暴食，这是一种逃避性的、冲动性的处事行为。人们普遍认为，正念对抑制肥胖有一定帮助。

　　很多研究报告都表明，肥胖患者进行正念冥想或采用正念解压法之后体重有所减轻。这是因为，通过正念可以高度关注自己的内在状态，能够正确识别空腹或饱腹的自然信号并做出反应，从而更好地控制自己的饮食行为。而且，练习正念的肥胖患者出现暴食、抑郁、紧张等状况及身体症状同时会有所缓解。

02 | 控制情绪，处理压力

📖 使用情绪商数了解自己的感情

你知道"EQ"这个单词吗？它是1995年美国心理学家丹尼尔·戈尔曼提出的概念，由"emotional quotient"中的两个首字母组成，指的是"具有领导能力的人的情绪特征"，译作"情绪商数"，简称"情商"。

如果说IQ（intelligence quotient，智力商数，简称"智商"）代表的是纯粹的智力能力，那么EQ则代表的是心灵的智慧。

如果让你想象一下身边的领导，你会想象出怎样的人物形象呢？你可能会想到，他们是有智慧，有眼界，坚强、果决的人。要将"成功"收入囊中，这些因素和能力确实是必不可少的，但作为理想的领导，有这些还远远不够。

真正的领导需要具备高情商，也就是能够自我认知，懂得自我约束，有上进心、同理心，以及善于交际等。

其中，自我认知是指对自己的情感、长处、弱点、需求和行为的驱动力来自哪里有深刻的认识。自我认知能力强的人就能明白自己的情感会对他人的情感及工作表现带来怎样的影响。

毫无疑问，高情商具备的要素都是无形的，不能用数量来衡量。乍一看可能会觉得它们与工作效率和业绩等毫无关系，但是研究表明，情商与商业成果具有很强的关联性。

📱 有意识地使用积极的语言，心情会变轻松

在压力环境下，人体会分泌一种名为皮质醇的激素，它又有"压力激素"之称。2013年，美国协和大学进行的一项研究表明，对前景持肯定态度的人，其皮质醇分泌要比对前景持否定态度的人更加稳定。

在该研究中，受试者根据标准将自己认定为乐观主义者或悲观主义者。研究人员还分别测定了他们在生活中承受压力的限度。

研究表明，悲观主义者的交感神经系统调节一般会在压力很大的时候出现问题。他们看不到事物好的一面，皮质醇浓度总是不断上升。在经历压力比平时更大的日子里，他们的压力反应变得更大，皮质醇浓度难以下降。与之相对，乐观主义者面对同样的情况时，皮质醇分泌被抑制，皮质醇浓度上升很小。

成为乐观主义者还是成为悲观主义者，这是我们可以自由选择的。选择每天的思维方式和行为，这会给我们的整个身体带来生物学上的变化，产生长期影响。我希望大家努力保持乐观的心态，激活副交感神经，改善压力反应，选择更好的生活方式。

小贴士

注意及时休息、放松和娱乐，以消除压力，培养高情商。

消除压力的"3R"

为了保持乐观的心态，重要的是将当天承受的压力在当天消除。

如果被上司批评了一句，或者被委派了充满困难的项目，就将它们和那些人际关系上的烦恼一道抛在一边，将身心重启吧。为此，需要注意以下的"3R"：

① 休息（rest）；

② 放松（relaxation）；

③ 娱乐（recreation）。

为了快些忘却压力，需要积极休息、积极放松。

还有一个方法就是，在上床睡觉前15分钟，完成自己非常热衷的一个爱好。比如瑜伽、拉伸运动等，如果不论在何时何地都能独立完成这些爱好，那就更好了。特别是瑜伽，维持姿势时能够放空大脑，非常适合消除压力。

03 │ 快乐的人更长寿

📷 **什么是快乐的思考模式?**

我们在什么时候会感受到幸福呢?是吃到美味的食物的时候、与家人开心团聚的时候、社会地位提高的时候,还是中彩票大奖的时候呢?

每个人所处的状况、所拥有的期待和人生观各不相同,所以感受到幸福的时机也多种多样,不能一概而论。

长年在多个国家进行经济实力、人生满意度、经济满足感调查,致力于研究健康和幸福感的美国心理学家埃德·迪纳(Ed Diener)得出结论,个人所感受到的幸福(主观幸福感)不一定与客观的社会指标或经济指标相一致[1]。认为自己幸福的人会频繁地提供积极情绪体验,基本不提供消极情绪体验。

迄今为止很多研究表明,不安、愤怒、恐怖、抑郁等消极情绪会使免疫系统功能降低,也会使心血管活动亢进,给身体带来损害。

---

① Ed Diener,R.B.–D. "Happiness: Unlocking the Mysteries of Psychological Wealth" (2008).

◨ 幸福是由脑内神经传递物质带来的

喜悦、幸福、感激、安稳等积极情绪是从哪里产生的呢？这一问题至今还没有得到充分的研究，但近年来神经科学的飞跃发展能为我们提供一种答案。

有研究证明，积极情绪是由脑内神经递质唤起的。具体来说，多巴胺的增加可以带来幸福感，而催产素的增加可以让人心里涌现出爱和信任等情感。

芭芭拉·弗雷德里克森（Barbara Fredrickson）是一位著名的研究积极情绪的心理学家，她认为，积极情绪能起引导得体的行为和创造性的活动、保护和培育人类等作用。例如，孩子的"高兴""开心"等情绪直接关系到玩耍、探索、调查、想象等可开发性行为。成年人的积极情绪也能够引导积极的行为，如建立新的人际关系、挑战眼前的困难等。同时，积极情绪不仅能够扩充个人的身体资源、知识资源、社会资源，还能够缓和并预防那些愤怒、焦虑、沮丧等消极情绪带给身心的不良影响，对身心重归平衡、增强适应能力有所帮助。

只是，我们不能保证自己永远是积极的。重要的是要控制自己的情绪，保持积极情绪和消极情绪之间的平衡。弗雷德里克森等学者认为，保证积极情绪超过消极情绪的3倍是很重要的。

◻ 幸福感与健康长寿有关联

幸福感会对健康带来哪些影响呢？德国的格洛萨特-马迪塞克（Grossarth-Maticek）等人[①]以3 055名汉堡市民为调查对象，询问他们与快乐和幸福相关的问题（The Pleasure and Well-being Inventory，PWI），并结合抽烟、饮酒等习惯做了调查。21年后，他又进行了同样的询问和调查，并针对受调查者的得分和健康状况（是否在世、健康情况是否良好、患癌率）做了比较研究[②]。

他们的研究结果可谓令人震惊。21年前受调查者的得分情况，与21年后的在世率之间几乎呈直线关系。虽然该调查仅针对压力处理等心理功能做出评价，但是根据该研究结果进行预测，相比根据吸烟、饮酒等与健康风险指标相关的习惯进行预测，能更准确地预测一个人未来的健康状况。

换句话说，是否获得了心理上的幸福感对身体健康的影响，比吸烟、饮酒对身体健康的影响还要大。

[①] Blakeslee TR,G.-M.R. "Feelings of pleasure & well-being as predictors of health status 21 years later" (1996).

[②] Yajima,M.,Asakawa,Y.& Yamaguchi,H. "Relations of morale and physical function to advanced activities of daily living in health promotion class participants," *J Phys Ther Sci* 28,535-540 (2016).

🔲 幸福感有保护健康的作用

德国社会学家维恩霍文（Veenhooven）等人认为，虽然幸福感不能治疗疾病，但是在预防疾病方面能发挥作用[①]。

他们对30余篇调查论文进行了研究，发现在初期调查中回答"我很幸福"的人中，有53%的人都显示出长寿倾向，但有13%的人表现出了与之相反的倾向。至于剩下的34%的人，很难认为存在明显的差异。

这一研究涉及多篇调查论文，每篇论文的采样方法、跟踪调查期、统计方法、筛选辨别方法都不尽相同，即使考虑到这些因素，对可信性打些折扣，幸福感与身体健康之间的正相关关系也是毋庸置疑的。

顺便提及，健康人的这种关系要比病人更显著。此外，这种关系基本上与性别、年龄、经济状况、性格等无关。

虽仅靠幸福感不能完全预防疾病，但是多多体验积极情绪、心怀享受人生的态度，会对健康和长寿有所帮助。

🔲 幸福可以在人与人之间传播

要想让每个人都能感受到幸福，能够共享欢乐的人的存在

[①] Veenhoven,R. "Healthy happiness: effects of happiness on physical health and the consequences for preventive health care," *J Happiness Stud* 9,449–469 (2008).

价值不可小觑。

相关研究表明，拥有能够亲密交往、互相帮助的人际关系，广泛参与社会活动的人，要比做不到这些的人更加健康、长寿、幸福[①]。

相反，缺乏社会关系、人际关系交往不顺利的人，或者失去了对自己来说是至关重要之人的人，其孤独、抑郁，认为自己不幸的倾向会更强，这已经得到了科学证明[②]。

美国的福勒和克里斯塔基斯等人对居住在波士顿郊外的弗雷明翰（Framingham）街道的居民们进行调查，调查居民们自1983年至2003年以来的人际关系。调查结果如下[③]：

① 身边有很多幸福之人的人、位于关系网中心的人，未来收获幸福的可能性很高。

② 幸福群体是因幸福传染效应而产生的，而不是境遇相同的人更容易走到一起这样简单。

③ 如果与自己相隔三个层级（朋友的朋友的朋友）的人很幸福，那么自己收获幸福的可能性会更高。

④ 如果住在1.6千米之内的朋友很幸福，那么本人感到幸福的可能性会增加25%。

---

① Cohen,S. "Social relationships and health," *Am Psychol* 59,676–684 (2004).

② Reis,H.T.& Gable,S.L. "Toward a positive psychology of relationships. in Flourishing: Positive psychology and the life well-lived (ed. Haidt, K.J.)," 129–159 (American Psychilogical Association, Washington DC, 2003).

③ Fowler,J.H.& Christakis,N.A. "Dynamic spread of happiness in a large social network: longitudinal analysis over 20 years in the Framingham Heart Study," *BMJ* 337,a2338 (2008).

⑤　夫妻一方感到幸福时，另一方感到幸福的可能性增加8%；住在1.6千米之内的兄弟很幸福，自己感到幸福的可能性增加14%；邻居很幸福，自己感到幸福的可能性增加34%。

⑥　同事之间没有这种影响。

⑦　幸福感会随着时间流逝和地理距离增加而减弱。

也就是说，幸福并不仅仅是个人的感受，还是一种社会现象，是有传染效应的。

能通过社交网络（SNS）获得幸福吗？

已有明确的证据表明：在人际关系中，家人、朋友、邻居、同一地区的社会成员等支撑起了一张现实社会关系网，它对所承受的压力乃至身体疾病、心理健康、幸福程度均有一定影响。

一项研究报告指出，如果在虚拟社交网络中花费了比在现实社会关系网中更多的时间，人的压力就会增加，生活质量（QOL）就会降低。

特别是在脸书（Facebook）平台上分享坏消息的用户，他们承受的压力比没有这种行为的用户高，生活质量更低。由此，大家可能会误认为，在脸书平台上分享好消息的用户，生活质量要好于分享坏消息的用户。然而实际上，他们承受的压力和生活质量并没有很大的变化。

─ 小贴士 ─

收获幸福感的人更健康。
人际关系好能够增加幸福感，社交网络则起反作用。

　　从这一点可以看出，很多人都会因社交网络而承受不小的压力。如果将社交网络当作维护现实人际关系的一种辅助工具，这当然没有问题，但如果把社交网络看得比现实人际关系还重要，那就得不偿失了。

04 | 香烟和咖啡能治愈身心吗？

📷 吸烟会增加压力

有关吸烟的危害，人尽皆知。与过去相比，日本人的吸烟率大幅下降了。但是仍有很多吸烟者相信，香烟在缓解压力方面颇有作用。

香烟能缓解压力，这是真的吗？

事实上，成年人中，吸烟者承受的压力要比非吸烟者略大。如果成年人有规律地吸烟，承受的压力还会进一步增加；如果戒烟，压力就会减少。香烟不仅不能缓解压力，相反还是压力的来源。

如果吸烟频率过高，到了尼古丁依赖症阶段，吸烟就会使压力增大。对于这一点，应该很少有人会反驳吧？

这是吸烟者记录下来的自己每天的感受："吸烟时感觉平常，不吸烟时心情不佳。"从这种心情变化中，我们可以确定尼古丁依赖症与压力之间的相关性。

吸烟能让人精神放松，实际上这是很大的错觉。看上去吸烟能给人带来精神放松的效果，其实只不过是逆转了渴望尼古丁时产生的压力和敏感反应。与其说吸烟能让吸烟者精神放松，不如说不吸烟会让有烟瘾的人感到紧张。

有烟瘾的人有必要正确了解并感知尼古丁的危害。吸烟并不能缓解压力，相反还会让压力越来越大，有烟瘾的人应该清晰地认识到这一事实。

"喝咖啡对身体有益"正在逐步得到验证

很长时间以来，针对喝咖啡有益还是有害的争论屡见不鲜。最近，证明喝咖啡有益的论文越来越多。

2012年，《新英格兰医学杂志》（*New England Journal of Medicine*）发表了一项针对22万名男性、17万名女性的比较跟踪研究成果，震惊了世界。

根据该成果，一天喝1～2杯咖啡的人，他们中男、女死亡率分别为完全不喝咖啡的男、女的94%和87%，差异较大。

世界各国也有很多报告称，喝咖啡可以预防糖尿病。一项研究总结了与喝咖啡相关的28篇论文的结论[1]，比较了喝咖啡的人与完全不喝或几乎不喝咖啡的人患糖尿病的风险。结果显示，就患糖尿病的风险来说，前者占后者的百分比分别为：一天喝1杯咖啡的人为92%，一天喝2杯咖啡的人为85%，一天喝3杯

---

[1] Ding,M.,Bhupathiraju,S.N.,Chen,M.,van Dam,R.M.& Hu,F.B. "Caffeinated and decaffeinated coffee consumption and risk of type 2 diabetes: a systematic review and a dose-response meta-analysis," *Diabetes Care* 37, 569–586 (2014).

咖啡的人为79%。喝咖啡越多，风险越低。顺便提一下，平均每喝一杯含有咖啡因的咖啡能将糖尿病的发病风险降为不喝咖啡的人的91%；喝一杯不含咖啡因的咖啡，能将糖尿病的发病风险降为不喝咖啡的人的94%。

以日本人为研究对象，将49名身体质量指数在25～30（22～25为正常值，25～30为轻度肥胖）、空腹血糖值在100～140毫克/分升（正常值在100毫克/分升以下，超过109毫克/分升有患糖尿病风险）的男性分为3组，分别是普通咖啡组、无咖啡因咖啡组和不喝咖啡组。普通咖啡组和无咖啡因咖啡组每天分别喝5杯速溶黑咖啡，所有组别都不再摄入其他含有咖啡的饮料和食品。这样按研究要求进行调查持续了16周。

结果显示，普通咖啡组和无咖啡因咖啡组的耐糖能力恶化得到了抑制，也就是说进一步抑制了患糖尿病的风险。

咖啡对肝功能也有好处，具有预防肝癌的作用。有报告显示，喝咖啡的人，其患肝癌的概率仅为不喝咖啡的人的50%[1]。

有人担心，摄取咖啡可能会导致血压上升、心跳加快，以及对心血管系统带来不良影响。但是，根据最近一项整合了多篇论文的研究结果，摄取咖啡与患心血管疾病呈非线性关系。

---

[1] Sang,L.X.,Chang,B.,Li,X.H.& Jiang,M. "Consumption of coffee associated with reduced risk of liver cancer: a meta-analysis," *BMC Gastroenterol* 13,34 (2013).

┌─ 小贴士 ─────────────────────────┐

吸烟有百害而无一利，咖啡的优点正在逐步得到证实。

└──────────────────────────────┘

有报告称，适量摄取咖啡能够降低患心血管疾病的风险[①]。目前，还没有证据来证明咖啡与血压上升、高血压发病之间的关系。

此外，还有报告称，适量摄取咖啡能够降低人的整体死亡风险[②]；咖啡对预防认知障碍和阿尔茨海默病、降低帕金森和癌症的发病风险也有效果。

咖啡所带来的风险

对此，我们是否可以下结论，称"咖啡对健康有益"呢？

似乎可以这样断言了，但是针对咖啡，还是有一些因素令人担心。

有报告称，摄取咖啡会增加骨折风险。这一点仅针对女性，如果适量摄取，这一风险并不是太大。还有报告称，摄取

[①] Ding,M.,Bhupathiraju,S.N.,Satija,A.,van Dam,R.M.& Hu,F.B. "Long-term coffee consumption and risk of cardiovascular disease: a systematic review and a dose-response meta-analysis of prospective cohort studies," *Circulation* 129,643–659 (2014).

[②] Je,Y.& Giovannucci,E. "Coffee consumption and total mortality: a meta-analysis of twenty prospective cohort studies," *Br J Nutr* 111,1162–1173 (2014).

咖啡会使眼压上升[①]。为此，青光眼患者有必要了解，摄取咖啡会带来眼压上升的风险。

---

① Li,M.,Wang,M.,Guo,W.,Wang,J.& Sun,X. "The effect of caffeine on intraocular pressure: a systematic review and meta-analysis," *Graefes Arch Clin Exp Ophthalmol* 249,435-442 (2011).

05 | 建议吃一些巧克力

坚果巧克力益处颇多

对于忙碌的职场人士来说，短暂的5分钟也是非常宝贵的时间。如果能有效利用这样短暂的时间，掌握高效的休息法，工作表现无疑会再上一个台阶。其实，5分钟很短也很长。如果无所事事地打发时间，5分钟一下子就过去了，但实际上，有些事情很简单，能在5分钟内做到，那就是吃点零食。

对于零食，我强烈推荐坚果巧克力。

作为一种可以缓解压力的成分，γ-氨基丁酸（GABA）正在受到世人的关注。γ-氨基丁酸是氨基酸的一种，能够抑制脑和脊髓的神经兴奋，改善睡眠，消除紧张焦虑的情绪，在现代社会简直是救世主一般的存在。巧克力中恰好含有这种成分。

与巧克力相似，坚果给人体带来的效果也备受关注。坚果对控制糖分摄入很有效果，还含有色氨酸这种人体所必需的氨基酸。色氨酸对血清素的产生起关键作用，而血清素可以控制人的情绪，这一点在前文中也有所提及。

也就是说，通过合适地摄取一些坚果巧克力，可以安抚因压力而变得兴奋的精神，控制强烈暴躁的情绪。大家可以在桌子上常备一些坚果巧克力，作为零食并适量摄取。但是，甜味巧克力中含有大量糖分，最好选择可可含量高的巧克力。

神享用的食物——可可

可可树的种子是制作巧克力的主要原料，可可树适合在赤道附近南北纬20度以内、高温潮湿的地区栽培，其学名是"Theobroma cacao"，在希腊语中有"神享用的食物"之义。

16世纪，可可树的种子，即可可豆，由西班牙人传入欧洲，由它们制成的饮品最开始只有王侯贵族们才能享用。那时的人们认为，它有治疗和预防一切疾病的作用，随即由西班牙逐渐传至葡萄牙、意大利、法国和希腊等国家。

19世纪，人们在可可粉中加入砂糖和牛奶制作成巧克力，很快它就成为深受人们喜爱的一种食物。

巧克力是一种营养价值很高的食物

在工作当中身体略感疲惫时，人们会在下意识支配下想吃巧克力。但是，巧克力所含的热量很高，是一种能够诱发动脉硬化和肥胖的食物。因此，很多人认为，它对健康是有害的。

神享用的食物、王侯贵族们的饮品、能够预防和治疗一切疾病，巧克力的地位由此可以说是一落千丈了。但是，巧克力真的对健康有害吗？

我们先从巧克力所含的营养成分开始逐步分析。

经过几个加工步骤之后，可可豆成为黏稠的可可浆，然后就是将它与牛奶、砂糖、可可脂等材料混合，这就是巧克力的制作过程。

每100克可可粉中含有50克以上脂肪、17克膳食纤维，还含有蛋白质、糖类等。17克膳食纤维中约有一半是木质素，另外还有约4克的单宁，可以说是多酚含量非常丰富的物质。此外还含有镁、铁、锌、铜等矿物质和维生素E等。

生产出来的巧克力中，因为可可粉的含量不同，所以其营养成分也大不相同，不能一概而论。这里以《日本食品标准成分表2010》中所记载的牛奶巧克力为例，每100克牛奶巧克力含热量2 335千焦、脂肪34.1克、糖55.8克、蛋白质6.9克。

这样的牛奶巧克力毫无疑问属于高热量、高脂肪、高糖食品。

另一方面，牛奶巧克力还含有丰富的膳食纤维，可以作为摄取矿物质和多酚的来源。因为牛奶巧克力营养成分丰富的特点，巧克力经常被用作军队和灾区的常备食品，遇到紧急情况时作为非常规食品是很有效果的。顺便提一下，白巧克力的膳食纤维含量很低，仅有0.6克。

巧克力与肥胖的关系

很多人担心，含高热量、高脂肪、高糖的巧克力会带来肥胖问题，使代谢综合征进一步恶化。实际上，在日本一项针对人们观念的调查中问及"你认为吃什么零食最能让人变胖？"，结果排名第一的是薯片，排名第二的是蛋糕，排名第三的才是巧克力[①]。

格林伯格（Greenberg）等人对美国15 732位45～64岁的男女进行了6年的跟踪研究，其中观察了12 830人摄入巧克力的量及这些人的体重变化。

摄入巧克力最多的一群人，每天的摄入量普遍多达28克，他们与每月仅摄入一次巧克力的人相比，原本没有患由肥胖引发的相关疾病的人的体重有所增加。但是，原本就患有由肥胖引发的相关疾病的人出现了完全相反的情形。也就是说，他们的体重下降了。

我们再看其他研究。美国的格洛恩（Golonb）等人以1 018位25～85岁的男女作为调查对象，研究了这些人摄入巧克力的量与身体质量指数之间的关联。研究报告显示，虽然摄入巧克力的量与摄入的热量和饱和脂肪酸的量相关，但这些人的身体质量指数有所下降。根据该研究推测，可能是巧克力中含有的多酚等成分对结果造成了影响。

---

① 福场博保，木村修一，板仓弘重，大泽俊彦. 巧克力与可可的科学和功能: 限定版. IK株式会社, 2004.

┌─ 小贴士 ─────────────────────────────┐

适量食用巧克力对身体有益，但要掌握好平衡。

└──────────────────────────────────┘

▶ 巧克力有抑制肥胖的作用

木村修一等人以日本人作为调查对象进行了研究[①]。他们调查了80位女大学生摄入巧克力的量与身体质量指数、体脂率之间的关联，但并没有发现关联性。

为什么会出现这种情形呢？

巧克力是高热量的食品，如果饮食内容不变，在此基础上再食用巧克力，体重当然会增加。但在调整食物摄入量的动物实验中发现，巧克力反而具有抑制肥胖的作用。

索伦森（Sorensen）等人采取随机交叉实验的方法，比较并探讨了分别吃黑巧克力和白巧克力时的食欲及热量的摄入量。

该实验结果表明，与吃白巧克力的群体相比，吃黑巧克力的群体摄入的热量有所降低。这是因为吃黑巧克力已经满足了食欲，吃甜食的欲望被抑制了。

在动物实验和临床试验中，吃黑巧克力时，可以观察到伴随肥胖的炎症标志物有所改善。也就是说，吃可可粉占比高的

[①] 福场博保，木村修一，板仓弘重，大泽俊彦. 巧克力与可可的科学和功能: 限定版. IK株式会社, 2004.

巧克力，不仅不会使人发胖，还有抑制肥胖和消炎的作用。

不想患糖尿病，可以吃巧克力？！

虽说作为原料的可可豆本身可能对健康有益，但已经成为甜食的巧克力热量很高，升糖指数（GI）更是高达91。因此，人们把它视作能使糖尿病恶化的食品，这也无可厚非。但是，通过很多动物实验和临床试验，都得出了巧克力可以改善胰岛素敏感性的结论。

格林伯格等人以7 802人为调查对象进行了人均13.3年的跟踪调查，研究了这些人摄入巧克力的量与糖尿病发病风险之间的关系。研究结果表明，如果每人一次摄入28克巧克力，相比于每月不摄入巧克力的人，糖尿病发病风险降低百分比分别为：每月摄入1～4次的人为13%，每周摄入2～6次的人为34%，每天摄入1次以上的人为18%。也就是说，如果不想患上糖尿病，适量食用巧克力对降低糖尿病发病风险是有帮助的。

此外，还有很多报告称，巧克力可以降低低密度脂蛋白胆固醇的含量、降低血压、抑制动脉硬化疾病的发病风险。

不过，要根据产品不同做出选择，因为很多巧克力含有大量的砂糖和牛奶。为此，在吃巧克力时既要注重上述优点，也不能忘记摄入糖和脂肪后带来的风险，要掌握好平衡。

第六章
信息技术
改变了我们的休息法

我们现正处在第四次工业革命（Industry 4.0）时代。

随着蒸汽成为动力和火车等发明相继问世，18 世纪 60 年代至 19 世纪 40 年代，人类迎来了第一次工业革命。能够使用电力驱动机械，合理分工、流水线作业的生产方式使大批量生产成为可能。19 世纪 60 年代后期到 20 世纪初期，第二次工业革命到来。原子能、电子计算机及互联网的开发和普及推动了从 20 世纪四五十年代到 20 世纪末的第三次工业革命。

现在正在进行的第四次工业革命，是指通过使用人工智能（AI）、机器人、物联网、大数据等，实现更高程度的、完善的自动化、网络化、定制化。

这种发展趋势与医疗行业也有密切的关系，可以想见，它会对我们的健康方式、工作方式及休息法带来巨大的变革。

01 | 医疗物联网时代正在来临

📱 医学领域的物联网

物联网指将各种各样的机器连接起来实现互联互通的网络。虽然现在物联网已经进入普及阶段，但医疗物联网（Internet of Medical Things，IoMT）仍然起步较晚，现在正处于不断发展的过程之中。所谓医疗物联网，就是专门指涉及医疗领域的物联网。

大家都知道听诊器这种器械。听诊器的原型在1816年被发明出来，到1855年，它的样子已经与现在的样子基本一致，是一种使用悠久的医疗器械。但是，随着医疗物联网技术的不断进步，对听诊器的使用可能会发生很大的变化。那就是，直接将听诊器收集到的声音发送至电脑，再进行分析或由电脑自动诊断，这种做法可能会成为现实。

再比如，糖尿病患者将自己测量出来的血糖浓度值通过网络自动记载在医院的病历上，这并不是什么困难的事。患者在家时可以把自己的身体状况发送至诊疗室，通过医疗物联网，医疗设备、医生和患者在一瞬间就能取得联系，这样方便的远程诊疗在不久的将来就能实现。

随着医疗物联网不断发展，医疗诊断也发生了巨大的变化。

苹果公司开发的"ResearchKit"（研究工具套装）软件是用来干什么的？

2015年3月，苹果公司发布了一款名为"ResearchKit"的新软件。该软件的基础架构类似于为研究者们提供的模块集，在苹果手机中下载并使用通过这一架构开发出来的应用软件，就能让任何人参与医疗研究。

医院召集临床试验受试者做研究需要花费大量的成本和时间，但患者每天都能通过该应用软件便捷地测量自己的身体状况数据，医院那边也能够轻松地收集到大量医学数据。像这样，用极少的费用就能得到源源不断的大量医学数据，这对医疗行业来说具有划时代的意义。

迄今为止，患者即使参与临床研究，也只能单方面地提供数据。但通过该应用软件的"suggestion"（建议）功能，患者们就能第一时间在网上收到反馈。综上所述，ResearchKit可以给患者和医院双方都带来很多好处，是一种新型的临床研究。

其中，"流感应用"是一个非常有趣的应用软件。比如，它可以记录在日本哪些地方出现了患上流感的人，还可以在应用软件中的地图上显示其分布情况。这样只要看一眼就能知道在日本哪里有流感正在流行。

02 | 将大数据应用于医疗领域

将大数据应用于医疗领域

借助大数据的力量，我们现在已经进入"未患病先治病"的时代。大数据是指通过可穿戴设备或手机应用软件等多种渠道，获得大量的累积信息。医疗领域可以运用这些信息和人工智能的力量，逐步开展预防性医学。

大家听过"零阶段医学"（stage 0 medicine）这个词吗？当今时代，如果能在早期（early stage）发现癌症，患者的生存率就可以达到90%；但如果拖到晚期（late stage）才发现癌症，患者的生存率就会降为10%。针对类似疾病，研发在早期就能发现癌症的设备、进行疾病预防教育，在比早期更早的那个阶段——"零阶段"（stage 0）就预见到疾病，就能让所有疾病的患者的生存率都达到100%。这种想法就是"零阶段医学"。

安吉丽娜·朱莉切除乳房的原因

为了达到"零阶段医学"这一目的，首先就要考虑遗传学（Genetics）的方法。患病的原因虽然可以分为环境因素和遗传因素，但根据近年来的研究结果，遗传因素对很多疾病的患者的影响更大。

最好的方式是，通过基因检测，将许多基因搜集起来，然后结合大数据进行分析，如果发现自己确实有易患癌症的基因，就可以在发病之前进行治疗。

好莱坞女明星安吉丽娜·朱莉通过手术切除了自己没有患癌的双乳的乳腺，她的这一行为在当时引发了人们的热议。之所以这样做，是因为她接受医学检查后发现，自己有易患乳腺癌的基因，所以作为预防措施，她做出了切除双乳的乳腺的决定。这样使用"零阶段医学"手段并先发制人的决定，就是为了防止以后出现恶性疾病。

备受关注的长寿基因是什么？

基因检测的好处并不仅仅在于防患于未然。虽说通过基因检测就能让人"长生不老"的说法确实有点离谱，但它让人接近长生不老的状态是有可能实现的。

长寿的关键在于控制衰老速度的长寿基因。研究发现，有些人之所以能够永葆青春，是因为其长寿基因非常活跃。最近，这一结论非常引人关注。

每个人体内都有长寿基因，但其活跃度的强弱因人而异。如果接受基因检测之后发现自己的长寿基因活跃度较弱，就应

小贴士

"零阶段"是指比早期更早的阶段，
"零阶段医学"以生存率 100% 为目标。

该通过调整生活方式等来激活长寿基因。这可能会成为一种延长寿命的方法。

📃 应用大数据研发新药物

在医疗领域，应用大数据还可以研发新药物。过去的制药企业研发新药物，需要在前期投入大量的资金。如果新药物研发成功，投放市场后能够收回成本，那就没什么问题。但实际上，研发新药物并不一定都能取得成功。如果研发不顺利或失败，前期投资也就沦为负债了。

今后，如果借助大数据的力量，就能从世界各地收集到精准领域的有效数据，从而在研发新药物时取得更高的成功率。

如果能够灵活运用大数据，想必新药物研发的速度就会急剧加快。一旦疗效可靠的优质药物不断地涌现，世界上的人们不易患病、更易治病的时代就一定会到来。

03 ｜ 人工智能给医疗带来变革

沃森可提供定制化治疗

人工智能将给医疗带来变革。通过人工智能，为每一位患者都定制合适的治疗方法，这是医学界的最终目标。

比如，IBM公司（国际商业机器公司）开发了一台名为沃森（Watson）的计算机。它可以像人一样学习知识、积累经验，是一个问答、决策支持系统。

如果沃森阅读了与某种疾病相关的大量论文，它就可以将每个病例完完整整地记录下来并将其体系化，而不是将该疾病视作一个整体进行一般化处理。这对人来说是不可能完成的工作。并且如果将寻求治疗的患者的详细资料输给沃森，它就能从海量的资料中找到最合适的治疗方案。

在日本，有报道称，沃森在10分钟之内就确诊了特殊白血病患者的病名，从而挽救了患者的生命。

灵活运用虚拟现实技术和达·芬奇机器人的方法

继沃森这样的系统之后，虚拟现实（virtual reality,

───── **小贴士** ─────

人工智能设备可以代替人类做出诊断，
机器人做手术的时代正在来临。

VR）技术和手术辅助机器人的普及也成为医学界的热点话题。

　　如今的医疗方法正在一点点发生变化，使用虚拟现实技术进行远程诊疗也已经在一定程度上得到了应用。如果医生一边看着头盔显示器的三维（3D）画面一边操作控制器，患者身边的达·芬奇机器人就会代替医生进行手术。

　　机器人代替人类进行手术的优点是动作绝对正确且精密。如果做手术的是机器人，手术过程中就不会像人类一样出现身体微动的情形，也不会突然做出什么意料之外的动作，而是一直保持着操作正确的姿势。

　　就像智能手机一夜之间就成为主流趋势一样，或许10年以后，人们对机器人进行治疗已经见怪不怪了。

04 | 使用信息技术缓解疲劳

缓解疲劳的方法也可以定制

　　前文已经介绍了很多与医疗物联网、大数据、人工智能等相关的内容。这些内容乍看上去似乎与职场人士的休息法没有什么关系，但实际上二者之间的关联十分紧密。在将来，类似的技术无疑会给人们的休息法带来很大变革。而且这种变革其实已经开始了。前文已多次介绍了使用可穿戴设备或智能手机应用软件了解自己的身体状况。如果将这种方法视作变革的前奏，大家就更容易理解了。

　　今后，缓解疲劳的方法也会根据每个人特有的状态进行定制。为此，首先要突破的就是疲劳的"可视化"问题。一般情况下，疲劳是眼睛看不到的东西。有些职场人士第一眼看上去非常健康，但实际上他们的身体已经非常劳累，精神状态也很差，这样的情况并不少见。就如同在减肥的时候监测体重和体脂率一样，疲劳也应该成为眼睛能够看到的指标。在这样的可视化进程中，信息技术自然必不可少。

　　我正在参与能够监测眼部状态（干眼症）的应用软件——"干眼主义"的开发工作，今后类似这样使用信息技术的便捷设备和应用软件应该会不断出现。

与健康相关的应用软件最终会搭载到手环之类的可穿戴设备上。这样我们就能真正方便、详细地掌握自己的健康状况了。今后，使用设备积极地掌握自己的身心状况会变得非常重要，比如在什么日子会很疲惫、做什么事会紧张、哪些时间可以放松、怎样做才能集中精力等。

针对疲劳的应用软件

目前已经出现了一些针对疲劳的应用软件，如"压力扫描"等。使用这些应用软件时，只需要将手指放在智能手机的镜头前，就能检测自主神经的状态。同时也可以测量脉搏，通过比较交感神经与副交感神经之间的差距，就能诊断压力程度。

与睡眠相关的应用软件数量繁多，如"Sleep Meister"（睡神）和"Sleep Cycle alarm clock"（睡眠循环闹钟）等应用软件可以通过终端内置的加速度传感器测定人体的动作，将睡眠循环可视化，引导我们有质量地入睡和醒来。

现在还需要通过少许血液在专门的仪器上测定血糖浓度，难度较高，但今后或许会有更便捷的应用软件被开发出来，届时就可以同测量脉搏一样，只需将手指放在智能手机的镜头前就能测量血糖浓度。

📷 通过设备管理脑电波？！

编剧高城刚先生经常乘坐飞机往来于世界各地，据说他经常使用一种名叫"MUSE"（缪斯）的智能头带帮助测量大脑的疲劳程度。

说到休息，大家可能首先会想到让身体休息，其实让大脑休息也是很重要的。但是，一般情况下我们没有办法知道自己的大脑有没有得到休息。利用智能头带可以测定脑电波，再与手机上的应用软件联动，我们就能看到自己的大脑的疲劳程度。

脑电波有很多种类。大脑处于 α 脑电波状态时，表明人的身心处于放松状态，在这种状态下人的注意力很集中，学习能力很强；大脑处于 β 脑电波状态时，表明人处于因工作或干家务等日常生活事务而集中思考的状态，或者处于因紧张、焦虑、压力大等因素而感到疲劳的状态；大脑处于 γ 脑电波状态时，表明人处于清醒或浅睡眠状态；大脑处于 δ 脑电波状态时，表明人处于睡得很沉（深睡眠）、几乎没有意识的状态；大脑处于 θ 脑电波状态时，表明人处于入睡前或冥想时的迷迷糊糊的状态。

像这样，通过设备看到自己的大脑处于何种状态，就能积极引导大脑处于 α 脑电波或 θ 脑电波状态，从而做到自我管理。

─── **小贴士** ───

运用信息技术将疲劳可视化，逐步开启深度治愈的时代。

📱 **万物都可定制，如梦般美好的世界就在眼前**

通过可视化，就可以提供每个人的疲劳数据，进而汇集成大数据，再通过深度学习不断优化，就能为每个人提供与个人状态相契合的定制化服务。比如，根据睡觉者当天的身体状态，自动将床调整到最合适的硬度；根据睡觉者的肩膀酸痛情况，自动将枕头调整到绝佳的角度；通过检测人的体温和血液循环，就可将洗澡水调到最合适的温度；通过冰箱和微波炉来分析主人有哪些营养成分摄入不足，就可为主人提供美味的、能够缓解疲劳的食物。这样如梦般美好的世界，可能已经近在眼前了。

后　记

　　本书旨在为忙于工作和学习的现代职场人士提供有效的健康调节和管理的方法，以回应读者想了解的知识，并尽可能地做到通俗易懂。

　　但是，在各学科都高速发展的现代医疗领域，我作为一名专科医生，想网罗所有学科的知识是非常困难的。所以写作本书，对我也是一次非常具有挑战性的尝试。

　　在写作本书的过程中，我首先参考了各个学科的论文数据库，归结成草稿，再请各个学科的专家审阅把关。为此，我向在百忙之中协助审阅书稿的各位专家表示衷心的感谢。当然，如果本书的内容还存在各种问题，最终的责任均由我本人承担。

　　此外，我要向给予我许多指导的顺天堂大学医学部附属顺天堂医院眼科村上晶教授、心血管外科及负责"手术室改进战略管理讲座"的天野笃院长表示衷心的感谢。

　　我还要感谢从出版本人上一部拙作《哈佛医生超强学习法》开始就辛勤投身编辑工作的发现出版社编辑千叶正幸先生和渡边基志先生、为我写作本书提供机会的柳内启司先生，以及为我写作本书提供许多帮助的倭黑猩猩制作公司的佐藤诚二朗先生。多亏了他们，我才能够顺利地、富有创意地完成本书写作。如果没有他们的帮助，就不会有本书的面世。再次向给予我各种支持的朋友们表示无尽的感谢。

如果没有家人的理解和支持，我也不能完成本书写作。当我因为耳下生了腮腺瘤而病倒的时候，多亏了家人的帮助我才能积极向前。我要特别感谢一直支持我的妻子明惠。2017年7月14日，就在本书快要完成校正的时候，我的第二个儿子出生了。为了我的两个孩子，为了同家人一起幸福地生活下去，我要更加重视自己的健康。我每天都心怀感激之情，为自己的人生目标"激发人们的动力，让他们加速、突破和创新"而不断努力。

执笔写作本书之后，我突然发现自己每天都忙得团团转。有时间的时候，我自己也会重读本书，并将"高效休息法"运用到生活之中。

我希望大家能够运用本书及本书的姊妹篇《哈佛医生超强学习法》中的方法。如果能为忙碌的职场人士贡献一些力量，我将会无比喜悦。

参与本书审阅的专家

"序言"及全书：

京都大学iPS（induced pluripotent stem，诱导性多能干）细胞研究所特定研究员中村正裕先生

第一章：

医疗法人RESM（韵律）理事长、顺天堂大学医学部公共卫生学特别讲师白滨龙太郎先生

第二章：

顺天堂大学医学部整形外科长尾雅史先生

第四章：

冈山大学大学院口腔药物综合研究科公共卫生学领域关由佳先生

第五章：

遵照审阅专家本人的意见，暂不透露。

第六章：

京都府立医科大学眼科学教学、数字好莱坞大学大学院客座教授加藤浩晃先生